中国医药科技出版社

读经典　学养生

YANG
SHENG
LEI
YAO

养生类要

明
—
吴正伦
著

主
编
陈子杰　刘丹彤

内容提要

本书分为前、后两集，前集主要介绍导引、气功、丹药、饮食养生及两性保健，后集介绍了春、夏、秋、冬不同季节诸病症和胎产、小儿、老年病方面的用方治疗，是一部涉及气功、养生、药物学及内、外、妇、儿科疾病的经验方书。本书不仅有食物所忌所宜、诸病所忌所宜等食物养生总结和两性保健良方，还有四季常见病症以及针对特殊人群的治疗方剂，加之名家注释，对人们的生活、饮食、养生都有一定的参考和借鉴作用，是现代读者阅读中医经典、领悟养生文化精髓的优质普及读本。

图书在版编目（CIP）数据

养生类要 /（明）吴正伦著；陈子杰，刘丹彤主编. —北京：中国医药科技出版社，2017.7
（读经典 学养生）
ISBN 978-7-5067-9241-7

Ⅰ. ①养… Ⅱ. ①吴… ②陈… ③刘… Ⅲ. ①养生(中医) – 基本知识 Ⅳ. ①R212

中国版本图书馆CIP数据核字(2017)第082097号

养生类要

美术编辑　陈君杞
版式设计　大隐设计

出版　中国医药科技出版社
地址　北京市海淀区文慧园北路甲 22 号
邮编　100082
电话　发行：010-62227427　邮购：010-62236938
网址　www.cmstp.com
规格　787 × 1092mm $\frac{1}{32}$
印张　$8\frac{5}{8}$
字数　124 千字
版次　2017 年 7 月第 1 版
印次　2017 年 7 月第 1 次印刷
印刷　北京九天众诚印刷有限公司
经销　全国各地新华书店
书号　ISBN 978-7-5067-9241-7
定价　16.00 元

丛书编委会

本书编委会

主　编

陈子杰　刘丹彤

副主编

张小勇　李伊然　陈小愚

出版者的话

　　中医养生学有着悠久的历史和丰富的内涵，是中华优秀文化的重要组成部分。随着人们物质文化生活水平的不断提高，广大民众越来越重视健康，越来越希望从中医养生文化中汲取对现实有帮助的营养。但中医学知识浩如烟海、博大精深，普通民众不知从何入手。为推广普及中医养生文化，系统挖掘整理中医养生典籍，我社精心策划了这套"读经典 学养生"丛书，从浩瀚的中医古籍中撷取20种有代表性、有影响、有价值的精品，希望能满足广大读者对养生、保健、益寿方面知识的需求和渴望。

　　为保证丛书质量，本次整理突出了以下特点：①力求原文准确，每种古籍均遴选精善底本，加以严谨校勘，为读者提供准确的原文；②每本书都撰写编写说明，介绍原著作者情况，该书主要内容、阅读价值及其版本情况；③正文按段落注释疑难字词、中医术语和各种文化常识，便于现代读者阅读理解；④每本书都配有精美插图，让读者在愉悦的审美体验中品读中医养生文化。

需要提醒广大读者的是，对古代养生著作中的内容我们也要有去粗取精、去伪存真的辩证认识。"读经典 学养生"丛书涉及大量的调养方剂和食疗方，其主要体现的是作者在当时历史条件下的养生方法，而中医讲究辨证论治、因人而异，因此，读者切不可盲目照搬，一定要咨询医生针对个体情况进行调养。

中医养生文化博大精深，中国医药科技出版社作为中央级专业出版社，愿以丰富的出版资源为普及中医药文化、提高民众健康素养尽一份社会责任，在此过程中，我们也期待读者诸君的帮助和指点。

中国医药科技出版社

2017 年 3 月

总序

　　养生（又称摄生、道生）一词最早见于《庄子》内篇。所谓生，就是生命、生存、生长之意；所谓养，即保养、调养、培养、补养、护养之意。养生就是根据生命发展的规律，通过养精神、调饮食、练形体、慎房事、适寒温等方法颐养身心、增强体质、预防疾病、保养身体，以达到延年益寿的目的。纵观历史，有很多养生经典著作及专论对于今天学习并普及中医养生知识，提升人民生活质量有着重要作用，值得进一步推广。

　　中医养生，源远流长，如成书于西汉中后期我国现存最早的医学典籍《黄帝内经》，把养生的理论和方法叫作"养生之道"。又如《素问·上古天真论》云："上古之人，其知道者，法于阴阳，和于术数，食饮有节，起居有常，不妄作劳，故能形与神俱，而尽终其天年，度百岁乃去。"此处的"道"，就是养生之道。

需要强调的是，能否健康长寿，不仅在于能否懂得养生之道，更为重要的是能否把养生之道贯彻应用到日常生活中去。

此后，历代养生家根据各自的实践，对于"养生之道"都有着深刻的体会，如唐代孙思邈精通道、佛之学，广集医、道、儒、佛诸家养生之说，并结合自己多年丰富的实践经验，在《千金要方》《千金翼方》两书中记载了大量的养生内容，其中既有"道林养性""房中补益""食养"等道家养生之说，也有"天竺国按摩法"等佛家养生功法。这些不仅丰富了养生内容，也使得诸家传统养生法得以流传于世，在我国养生发展史上，具有承前启后的作用。

宋金元时期，中医养生理论和养生方法日益丰富发展，出现了众多的养生专著，如宋代陈直撰《养老奉亲书》，元代邹铉在此书的基础上继增三卷，更名为《寿亲养老新书》，其特别强调了老年人的起居护理，指出老年之人，体力衰弱，动作多有不便，故对其起居作息、行动坐卧，都须合理安排，应当处处为老人提供便利条件，细心护养。在药物调治方面，老年人气色已衰，精神减耗，所以不能像对待年轻人那样施用峻猛方药。其他诸如周守忠的《养生类纂》、李鹏飞的《三元参赞延寿书》、王珪的《泰定养生主论》等，也均为养生学的发展做出了不同程度的贡献。

明清之际，先后出现了很多著名养生学家和专著，进一步丰富和完善了中医养生学的内容，如明代高濂的《遵生八笺》从气功角度提出了养心坐功法、养肝坐功法、养脾坐功法、养肺坐功法、养肾坐功法，又对心神调养、四时调摄、起居安乐、饮馔服食及药物保健等方面做了详细论述，极大丰富了调养五脏学说。清代尤乘在总结前人经验的基础上编著《寿世青编》一书，在调神、饮食、保精等方面提出了养心说、养肝说、养脾说、养肺说、养肾说，为五脏调养的完善做出了一定贡献。在这一时期，中医养生保健专著的撰辑和出版是养生学史的鼎盛时期，全面地发展了养生方法，使其更加具体实用。

综上所述，在中医理论指导下，先哲们的养生之道在静神、动形、固精、调气、食养及药饵等方面各有侧重，各有所长，从不同角度阐述了养生理论和方法，丰富了养生学的内容，强调形神共养、协调阴阳、顺应自然、饮食调养、谨慎起居、和调脏腑、通畅经络、节欲保精、益气调息、动静适宜等，使养生活动有章可循、有法可依。例如，饮食养生强调食养、食节、食忌、食禁等；药物保健则注意药养、药治、药忌、药禁等；传统的运动养生更是功种繁多，如动功有太极拳、八段锦、易筋经、五禽戏、保健功等，静功有放松功、内养功、强壮功、意气功、真气运行法等，动静结合功有空劲功、形神桩等。无论选学哪种功法，只要练功得法，持之以恒，都可收到健身防病、益寿延年之效。针灸、按摩、推拿、拔火罐等，也都方便易行，效果显著。诸如此类的方法不仅深受我国人民喜爱，而且远传世界各地，为全人类的保健事业做出了应有的贡献。

本套丛书选取了中医药学发展史上著名的养生专论或专著，加以句读和注解，其中节选的有《黄帝内经》《备急千金要方》《千金翼方》《闲情偶寄》《遵生八笺》《福寿丹书》，全选的有《摄生消息论》《修龄要指》《摄生三要》《老老恒言》《寿亲养老新书》《养生类要》《养生类纂》《养生秘旨》《养性延命录》《饮食须知》《寿世青编》《养生三要》《寿世传真》《食疗本草》。可以说，以上这些著作基本覆盖了中医养生学的内容，通过阅读，读者可以在品味古人养生精华的同时，培养适合自己的养生理念与方法。

当然，由于这些古代著作成书年代所限，其中难免有些糟粕或者不合时宜之处，还望读者甄别并正确对待。

翟双庆

2017 年 3 月

编写说明

　　《养生类要》为明代吴正伦所作。吴正伦，字子叙，号春岩子，安徽歙县人。幼年丧父，家贫而刻苦攻读，喜读医书。后游医至山东、北京等地，名噪一时。曾治愈明神宗幼年病、穆宗贵妃病而获穆宗嘉奖。游医临清时，当地人挽留其不果，于是请其著述，吴氏遂著《养生类要》，并传之于世。

　　《养生类要》成书于 1588 年，是一部涉及气功、养生、药物学及内、外、妇、儿科疾病的经验方书。本书分为前、后两集，前集主要为导引、气功、丹药、饮食养生及两性保健，其中"饮食论""食物所忌所宜""解饮食诸毒"等篇就饮食物的选择，因时择食，提倡温食，饮食适量原则，茶酒饮用方法，营造良好的饮食环境，饭后养生等方面进行详细论述，对现代营养学及保健方面都具指导作用。后集内容为四季诸病症和胎产、小儿、老年病方面的用方治疗，其内容简明扼要，涉及面广，有较高的实用价值。如在疾病的治疗方面，作者参照《黄帝内经·四气调神大论》，根据四季气候对人体的不同影响，分别详细论述了春、夏、秋、冬诸病治例，突出了中医辨证施治的特点；"济阴类"中，不但记述了数首滋阴类方剂，而且对胎产方面的知识也有涉及；"慈幼类"中，对儿科常见疾病如急慢惊风、积滞、痘疹等防治作了系统论述；"养老类"篇根据老年人的生理病理特点汇集多首方剂，并提出恰当的保养思想。

《养生类要》现仅存明万历十六年吴氏木石山房刻本，本书即以此作为底本。值得注意的是，由于受封建思想的影响，本书中不可避免地存在着一些迷信言说，如用童便和室女的月经制成的秋石和红铅，认为其有大补阴阳元气、延年益寿的作用，此为沿袭前人论说，却是不可轻信和效仿的；再者如"蟠桃酒"的记载，也有追求怪诞、猎奇炫异之嫌，与人伦、教化有所冲突，不予提倡。望读者取其精华，去其糟粕。

全书分为原文和注释两部分。对于原文中疑为错字或别字之处，不予改动，在注释中说明。原文中的生僻字、异读字均标注现代汉语拼音。异体字、通假字、疑难字、避讳字词及中医学、养生学上比较晦涩难懂的名词术语首次在文中出现者，都一一予以注释。所注不当之处，敬请读者批评指正。

编者

2017 年 2 月

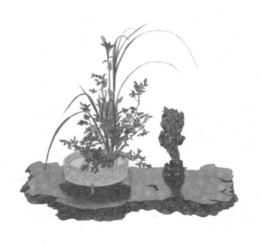

张序

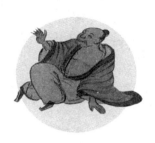

临清省进士雨田 张鲤 撰

　　春岩，吴子著《养生类要》百余条刻成。雨田子读之叹曰：仁哉！吴子之心也，是可以言医矣。大凡医家者，留得一验方①，则藏之笥箧②，惟恐病者知，有妨于售；又惟恐同术者③知，有妨于专售；甚至以咀为末，易④黄为玄⑤。

①验方：是指临床反复使用而有效的方剂。
②笥箧（sì qiè）：竹制的匣子。
③同术者：相同职业的人。
④易：改变，变成。

1

⑤玄：黑色。

曰：庶几①人之莫识也。吁！是果②医云乎哉！吴子徽名家也，少读书，有志为经生③，以病弗果，闻湖人陆声野医最著，往执弟子礼，遂得真传而归。大江南北，人无问数百里，皆走堂下叩之，所存活者甚众。

①庶几：指贤人。
②果：确实，果真。
③经生：指读书治学之人。

自以为未溥①也，乃走燕齐之间，居临清四年，将归，掉而南也。诸商人留之，吴子不可。好事者挽其行，弗能。曰：请为我著书。吴子重违②群请，遂著《类要》一书。

①溥（pǔ）：广大。引申为博大精深。
②违：反，违背，不遵守。

盖亦少出绪余①，以补人日用之所需，虽未尽罄②其所传于陆子者，其方药固皆的③而中也。此书作，四方之病者，可以不医而愈，吴子之售愈溥矣。呜呼！方古也，世医④得之则思秘；吴子得之则思传，其存心不啻⑤霄壤⑥。

①绪余：抽丝后留在蚕茧上的残丝。借指事物之残余或主体之外所剩余者。
②尽罄（qìng）：没有剩余。
③的（dì）：箭靶的中心。
④世医：指思想保守的世俗之医。
⑤不啻（chì）：不仅，不止。
⑥霄壤：天和地。形容差距非常大。

故曰：仁哉！吴子之心也。况其为书又参取往哲卓有明验，可以布而远哉。安知天下后世读其方书者，不谓河间①、丹溪②辈，复有续案若此耶？雨田子谓兹集也，刻之。便因其请序，序之。

嘉靖甲子春工正月吉旦书于对竹山堂

①河间：刘完素（约1120-1200年），字守真，河北河间人，故人称刘河间，金代医学家。金元四大家之首，寒凉派创始人，温病学的奠基人之一。
②丹溪：朱震亨（1281-1358年），字彦修，元代著名医学家，婺州义乌（今浙江义乌市）赤岸人，因其故居有条美丽的小溪，名"丹溪"，学者遂尊之为"丹溪翁"或"丹溪先生"。"金元四大家"之一，"滋阴派"创始人。

小序

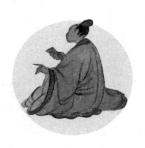

竹左山人吴敖　撰

《养生类要》者，类养生之要也。匪①类弗明也；匪要弗精也；是编之繇②作也。类者，别其科而比之也。始以运摄精气③，制病于未形也，故类也；次以取制丹、铅，窃夺乎元神④也，亦类也；饮食日用或失则疾，类也；男女居室或失则夭，类也；风、寒、暑、湿古有，类也；未分四时⑤，类四时也；济阴慈幼古有，类也；未及养老，类养老也，此类之例也。

注

①匪：通"非"。

②繇（yáo）：从，自。

③精气：构成生命和维持生命的基本物质和功能体现。

④元神：人神志活动的原动力，禀受先天精气而产生，为生命之根本。

⑤四时：指一年中的春、夏、秋、冬四季；或指一日中的旦、昼、夕、夜。

　　要者，抡①其粹而约之也。方书方药，猬聚林起②，漫无纪极③，弗精也，要之以从精也。若汇荆玉而去碔砆④也，若汇隋珠⑤而黜⑥鱼目也，此要之例也。类其要则精而明，动而有功，家无痡⑦夫，人其良医矣。

　　　　　　　　　　　　　吴郡章松刻

①抡：挑选，选拔。

②猬聚林起：像刺猬的硬刺那样多，像树林那样密。比喻种类、数量繁多集中。

③极：穷尽。

④碔砆（wǔ fū）：似玉的石。

⑤隋珠：隋侯之珠，古代与和氏璧同称稀世之宝之一。

⑥黜（chù）：去掉，消除。

⑦痡（pū）：病。

春岩子传

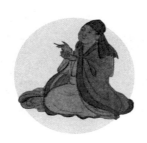

梁园漫客吴山人郑若庸 著

春岩子者，歙之澄塘人也，名正伦，字子叙，系自汉番君及唐少徽先生其后。廷佩君迁歙为澄塘之祖溯，自春岩子二十有九世矣。子少，警敏善学业，制科①已，乃目眚②自书顾，更喜黄帝、扁鹊之书，时窃记诵，稍涉大义即隽永③不能舍，会其大父④乐山翁趣之成。

注

①制科：即制举，又称大科、特科，封建王朝临时设置的考试科目，具体科目和举罢时间均不固定，必待皇帝下诏才举行，目的在于选拔各种特殊人

才。清代康熙、乾隆时的博学鸿词科，光绪末的
经济特科，均属此类。

②眚（shěng）：眼生白翳。

③隽（juàn）永：意味深长。

④大父：指祖父。

  遂取《素》①《难》②以下历代名医家方论
悉读之，会通其要，能参运气③生克④传胜之由，
切脉、望色、听声、写形之征，汤液、醴酒⑤、
镵石⑥，槁引案⑦，抗毒熨⑧之治出以疗人，即
多奇验。年未弱冠⑨已称良医师矣。

注

①《素》：《黄帝内经·素问》，古代中医学著作之一，
 现存最早的中医学理论著作，相传为黄帝创作，
 大约成书于春秋战国时期。

②《难》：《黄帝八十一难经》，古代中医学著作之一，
 传说为战国时期秦越人（扁鹊）所作。

③运气：生命运动的气化规律。

④生克：五行之间的相生相克。

⑤醴（lǐ）酒：药酒。

⑥镵（chán）石：砭石，石针。

⑦槁引案：亦说导引、牵引。

⑧毒熨：以药物熨贴患处。

⑨弱冠：古代男子二十岁行冠礼，还没有到达壮年，
 称作弱冠，后世泛指男子二十岁左右。

时吴兴陆声野以青囊术①为江左大家。子挟箧②往事之三年，授以五诊六征，经脉上下及奇络结若俞③所居，皆能尽其学。遂北游吴会，渡江溯淮，历齐、鲁、海岱之墟，所过辄以名闻。至清泉，清泉居邑者多乡人，因止。

注

①青囊术：古代民间研究天道、地道和人道关系，教人如何利用天时地利为人类养生送死服务，达到天人合一、趋吉避凶、改善人生目的的一门绝学。

②箧（qiè）：小箱子。

③俞：通"腧"，腧穴。

春岩子舍人又市，归之。有卧沉绵，四肢不能用，或溲①闭不后，足下重腄②，女妇不月③，痼久不决，切其脉无败逆，皆立起之，未尝见人危。疴稍自沮者，远近争相迎，致子略不为，怫④即又祁⑤，寒暑雨不怠也。性敦朴，乐自韬闭⑥，尝衣韦褐，浮沉里闬⑦间。

注

①溲（sōu）：排泄粪便，特指小便。

②腄（zhuì）：脚肿。

③不月：指女子经闭，或月经不按月来潮。

④怫（fèi）：愤怒。

⑤祁：舒缓。

⑥闬（bià）：同"闭"。

⑦里闬（hàn）：里巷。

时之医家，艺稍稍售即为高车文马，竞自衒粥①，子弟兀兀②无所求。闻贵家巨姓有疑疾，群医工室中，周章③不知为计，子徐徐从中起，视色督脉，一七奏效，咸以为神。闲居，应对日期，期若不能语至，论疾所因，援经证事，移日无冗辞，据案施治，无甚殊他人者。一遇奇疾，操纵裨合④，犹大将将兵机权神变，人始谓不相及也。

① 衒（xuàn）粥：当为衒鬻（yù），指炫耀，自夸，卖弄。衒，沿街叫卖；鬻，卖。
② 兀兀（wū）：混沌无知貌。
③ 周章：引申为迟疑不决。
④ 操纵裨合：同"操纵捭阖"，在政治、外交、军事上运用手段进行联合和分化。

平生笃尚伦秩①，事后母，将夫人，极孝敬，友爱诸季②，其入丝粟③无所内，将夫人以其能，子特殊爱之，与人交造次④，然诺无自食⑤者，人以是益器，重马居赏。

① 伦秩：人伦秩序，伦理观念。

②诸季：诸弟。
③丝粟：蚕丝和粟米，比喻极小或极少。
④造次：善辩。
⑤食：背弃。

曰：闻之往圣，养人先以五味五谷，次以五药，使六疾六气不能相淫①，民罕疵疠②，言治未病愈③于已病治也。因著编书曰《养生类要》。云漫客曰：余读太史公书，见其所述国工家数十事，愈人疾疕④，至多奇应。人各以方书相授，受率名称流闻当时，辉映遗代，然无有不奏功于瞑眩⑤者。未病之治，盖寥⑥乎？未前闻也。岂慎疾者，固难乎？

注

①淫：浸淫，侵犯。
②疵疠（cī lì）：亦作"疵厉"，疾病。
③愈：较好，胜过。
④疕（bǐ）：头疮，疮上结的痂。
⑤瞑眩：本来是指头昏目眩、眼睛睁不开的症状。
　比喻昏蒙无知。
⑥寥：稀少。

王符氏云：疗病者，先知脉之所，次气之所结，然后为之方，则疾可愈，而寿可长。为国者，先知人之所苦，祸之所肇①，然后为之禁，故奸可塞而国可安。是虽有善方、善禁，孰若

序

XU

5

俾②气无结，祸无肇胜哉？故曰：上医医国。固春岩子著书旨已。子将游上都，因述斯传，使遘③春岩子者知云。

注

①肇（zhào）：开始。
②俾（bǐ）：使。
③遘（gòu）：遇到。

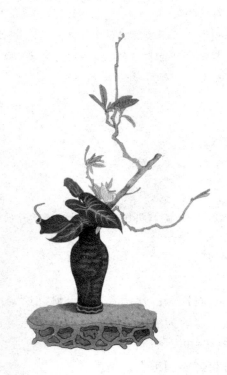

方序

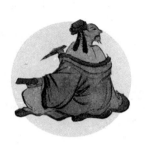

省进士雨江方元焕　撰

　　春岩子歆医者，流往粤邑长南溪子寓。书
称春岩子才经历四方，以察风候。脱过女第叩
之，予乃观，春岩子与语遂失。惬①至累昕②，
夕不去也，当津苦卧久，群医不功，春岩子一
视而名热疟，再剂而瘳③。

①惬：快意。
②昕：太阳将要升起的时候。
③瘳：病愈。

1

春岩子名奕奕以是喻，起顾其心又长者。由是东人病必致春岩子，不至辄思[1]，即至听其诊治，不而忻戚[2]之其所至。即至眇贱[3]不却也。故东人不可一日去[4]春岩子。客四移历计归，东人振恐，因请著书，春岩子著书二卷，曰《养生类要》。

注

①思（jù）：通"惧"。
②忻戚（xīn qī）：犹悲喜。
③眇贱：微小卑贱的人。
④去：失去。

予读之沾沾喜又慨焉，嗟乎！俞跗[1]亡而医无练，易佗书毁而学失湔刲[2]。故曰：人之所病，病疾多；医之所病，病道少。窃意道少非真，病六不治[3]，殆方书或鲜，症结无从导与。故东人请而漫无搜录，何以为春岩子？或言医案聚猥，春岩子复矣。予曰不然。

注

①跗：上古医家。一作俞柎。
②湔刲（jiān kuī）：湔，洗涤；刲，刺割。
③六不治：为战国时期名医扁鹊提出的医疗主张。据《史记·扁鹊仓公列传》载，扁鹊认为人的病证在六种情况下不能治好或者不予治疗，即"骄恣不论于理""轻身重财""衣食不能适""阴

阳并藏气不定""形羸不能服药"和"信巫不信医"。

　　盖五味①错而食不可胜用，诸法错而医不可胜用。详保摄者略方脉，深攻击者忽机宜。往往则尔用之多梏②。春岩子首引导食息，次时，令安怀以谨未病以救，已病采胾③，禁方萃术，百氏兼列，不逸随索而足。匪④曰贤于先民抑亦裨所未悉欤？太史公曰：圣人知微，使良医早从事，病可已，身可活也。春岩子为近之。春岩子名正伦，与南溪子并吴姓。南溪子博极群学，多仁政。春岩子持荚质之，必且浸浸弘其诣，踪述俞萃不难云。

　　　　　　　　嘉靖于逢困敦之岁陬月良日

①五味：即辛、甘、酸、苦、咸、淡、涩等功能药味的统称。
②梏（gù）：约束，束缚。
③胾：切成小片的肉。
④匪（fěi）：通"非"，不是。

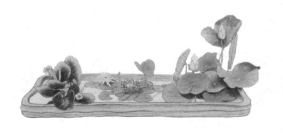

目录

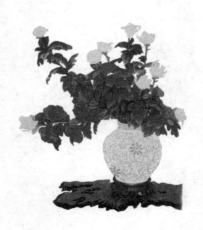

前集

养生类要

读经典学养生

YANG
SHENG
LEI
YAO

前集

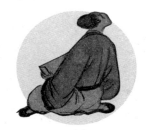

逍遥子导引诀（凡十六段）

水潮除后患

平明睡醒时即起，端坐凝神息虑，舌抵上腭，闭口调息①，津液②自生，渐至满口，分作三次，以意送下。久行之，则五脏之邪火不炎，四肢之气血流通，诸疾不生，永除后患，老而不衰。

①调息：气功术语，又称调气。
②津液：中医学对人体内一切液体的总称，包括血液、唾液、泪液、汗液等，通常专指唾液。

1

火起得长安

子午二时存想，真火①自涌泉②穴起，先从左足行上玉枕③，过泥丸④，降入丹田⑤，三遍。次从右足亦行三遍，复从尾闾⑥起又行三遍，久久纯熟。则百脉流通，五脏无滞，四肢健而百骸⑦理也。

①真火：即肾阳。

②涌泉：经穴名，属足少阴肾经。

③玉枕：经穴名，属足太阳膀胱经。

④泥丸：气功术语，指脑或脑神。

⑤丹田：气功内丹术术语。谓内丹家结丹之地，即意守时得气之处。

⑥尾闾（lǚ）：即骶端；又为经穴别名，即长强。

⑦百骸（bǎi hái）：全身骨骼的泛称。骸，即骨骼。

梦失封金匮①

欲动则火炽，火炽则神疲，神疲则精滑而梦失也。寤寐②时调息思神，以左手搓脐二七，右手亦然。复以两手搓胁腹，摆摇七次，咽气③纳于丹田，握固④良久乃止，屈足侧卧，永无走失。

①封金匮：导引术语与功法名。金匮喻男子精室，谓防止梦遗滑精。

2

②寤寐（wù mèi）：寤，醒时；寐，睡时。

③咽气：气功术语。指咽下自然太和之气，使之归本返元。

④握固：道教养生修炼中常用的一种手式。为以余四指握大拇指成拳，仿胎儿之状，男握左手，女握右手。

形衰守玉关

百虑感中，万事形劳，所以衰也。返老还童，非金丹①不可，然金丹岂易得哉？善摄生者，行住坐卧，一意不散，固守丹田，默运神气，冲透三关②，自然生精生气。则形可以壮，寿可以延矣。

①金丹：原为外丹术术语，指炼丹家选用某些矿物原料所炼制的丹药。

②三关：气功术语。指气沿督脉由下上行时遇到的三处较难通过的地方，即尾闾关、辘轳关（夹脊关）、玉枕关。

鼓和消积聚①

有因食而积者，有因气而积者，久则脾胃受伤，医药难治，孰若节饮食，戒嗔怒②，不使有积聚为妙。患者当升身闭息③，鼓动胸腹，俟④其气满，缓缓呵出，如此行五七次，便得通快即止。

注

①积聚：指以腹内结块，或痛或胀为主要表现的疾病。

②嗔（chēn）怒：恼怒。

③闭息：气功术语，又称为闭气。主要是指练习停
　闭呼吸的耐久力。

④俟：等待。

兜礼治伤寒①

　　元气②亏弱，腠理③不密，则风寒伤感。患
者端坐盘足，以两手紧兜外肾④，闭口缄息存
想，真气自尾闾升过，夹脊⑤透泥丸，逐其邪气，
低头屈抑如礼拜状，不拘数，以汗为度，其疾
即愈。

注

①伤寒：中医学指一切外感疾病的总称。

②元气：又名原气、真气，包括元阴、元阳之气，
　是维持人体生命活动的基本物质与原动力。

③腠理：泛指皮肤、肌肉、脏腑的纹理及皮肤、肌
　肉间隙交接处的结缔组织。它是渗泄体液、流通
　气血的门户，具有抗御外邪内侵的功能。

④外肾：指阴囊及睾丸。

⑤夹脊：经穴名，在背腰部，当第一胸椎至第五腰
　椎棘突下两侧。

叩齿牙无疾

　　齿之有疾，乃脾胃之火熏蒸。清晨睡醒时
叩齿三十六通，以舌搅牙根之上，不论遍数，

津液满口方可咽下。每作三次乃止，及凡小解①之时闭口，紧叩其齿，解毕方开。永无齿疾。

养生类要

读经典 学养生

YANG
SHENG
LEI
YAO

前集

注

①小解：小便，排尿。

升观鬓不班①

思虑太过则神耗，气血虚败而鬓班。以子午时握固端坐，凝神绝念，两眼含光上视泥丸，存想追摄二气②，自尾闾上升，下降返还元海③，每行九遍。久则神全，气血充足，发可返黑也。

注

①班：通"斑"。
②二气：指阴、阳二气。
③元海：元气之海，指丹田。

运睛除眼翳①

伤热、伤气②、肝虚、肾虚，则眼昏生翳；日久不治，盲瞎必矣。每日睡起时跌坐③凝息，塞兑④垂帘，将双目轮转十四次，紧闭少时，忽然大睁开，行久不替，内障外翳自散。切忌色欲并书细字。

注

①翳（yì）：眼角膜上所生障碍视线的白斑。

②伤气：五劳所伤之一，指中气受损。

③跌坐：指佛像的坐姿。

④兑：洞穴。

掩耳去头旋①

邪风入脑，虚火上攻，则头目昏旋，偏正作痛；久则中风②不语，半身不遂，亦由此致。治之须静坐，升身闭息，以两手掩耳，折头五七次，存想元神，逆上泥丸，以逐其邪，自然风邪散去。

注

①头旋：病证名。指感觉自身与周围景物旋转，又称头晕。

②中风：因感受外邪（风邪）或内伤病证所致的以突然昏仆、半身不遂、肢体麻木、舌蹇不语、口舌歪斜、偏身麻木等为主要表现的中医病证。

托踏①应轻骨

四肢亦欲得小劳②，譬如户枢终不朽，熊经鸟伸③，吐纳④导引⑤，皆养生之用也。平时双手上托，如举大石，两脚前踏，如履平地，存想神气，依按四时，嘘呵二七次，则身健体轻，足耐寒暑矣。

注

①托踏：自我推拿方法。两手向上托起，两足稳站

在地，静心宁神。

②小劳：指适当运动。

③熊经鸟伸：古代一种导引养生之法。经：上吊。像熊攀枝自悬，似鸟空中伸脚。

④吐纳：气功术语。呼出污浊之气为吐，吸入新鲜之气为纳。

⑤导引：古代养生方法。指以主动的肢体运动为主，并配合呼吸吐纳或自我推拿而进行的一种锻炼身体、防治疾病的保健方法。

搓涂自美颜

颜色憔悴，良由心思过度，劳碌不谨①。每晨静坐闭目，凝神存养，神气冲澹②，自内达外，两手搓热，拂面七次，仍以嗽津涂面，搓拂数次，行之半月，则皮肤光润，容颜悦泽，大过寻常矣。

注

①谨：谨慎，小心。

②澹：通"淡"。

闭摩通滞气

气滞①则痛，血滞②则肿，滞之为患，不可不慎。治之须澄心闭息，以左手摩滞七七遍，右手亦然，复以津涂之。勤行七日，则气通血畅，水无凝滞之患。修养家所谓"干沐浴③"者，即此义也。

①气滞：病机名，是指脏腑、经络之气运行不畅而停滞的病理变化。

②血滞：病机名，指因寒凝、气郁、痰饮等病因致血液不能正常流通运行，留滞经脉的病理变化。

③干沐浴：自我推拿方法，即用擦热的双手熨擦肢体。

凝抱固丹田

元神一出便收，来神返身，中气①自回。如此朝朝并暮暮，自然赤手产真胎②，此凝抱之功也。平时静坐，存想元神入于丹田，随意呼吸，旬日丹田完固，百日灵明③渐通。不可或作或辍也。

注

①中气：运气术语，指中见之气。

②真胎：内丹术高级阶段精、气、神三者结成的内丹。

③灵明：指精神。

淡食能多补

五味①之于五脏，各有所宜，若食之不节，必致亏损。孰若食淡谨节之，为愈也。然此淡亦非弃绝五味，特言欲五味之冲淡耳。仙翁②有云：断盐不是道，饮食无滋味。可见其不绝五味也。

①五味：指酸、甘、苦、辛、咸五种味道。分别配
　属五脏，酸入肝，苦入心，甘入脾，辛入肺，咸入肾。
②仙翁：对道官的敬称。

无心得大还①

　　大还之道，圣道也。无心常清常静也。人能常清静，天地悉皆归。圣道之不可传，大还之不可得哉！清净经已尽言之矣。修真之士体而行之，欲造夫清真灵②妙之境，若反掌耳。

①大还：起死回生。
②真灵：即真灵之气。古人谓此存在于广袤的宇宙之中，是一种具有原始生命功能，能化生万物的精微物质，为万物之本源。

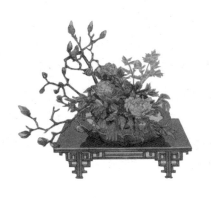

读经典 学养生

养生类要

YANG
SHENG
LEI
YAO

前集

孙真人卫生歌

天地之间人为贵，　头象天兮足象地。
父母遗体宜宝之，　箕裘①五福寿为最。
卫生切要知三戒，　大怒大欲并大醉，
三者若还有一焉，　须防损失真元气。
欲求长生先戒性，　火不出兮神自定。
木还去火不成灰，　人能戒性还延命。
贪欲无穷忘却精，　用心不已失元神②。

注

①箕裘（jī qiú）：比喻祖先的事业。
②元神：又称"元性""真性"，指与生俱来的禀
受于先天的神气。

劳形散尽中和气，　更仗何能保此身。
心若大费费则竭，　形若大劳劳则怯。
神若大伤伤则虚，　气若大损损则绝。
世人欲识卫生道，　喜乐有常嗔怒少。
心诚意正思虑除，　顺理修身去烦恼。
春嘘①明目夏呵心，　秋呬②冬吹肺肾宁。
四季长呼脾化食，　三焦③嘻却热难停。

注

①嘘：慢慢地吐气。
②呬（xì）：喘息，运气。

③三焦：为六腑之一，是上、中、下三焦的合称。三焦的功能概括而言是受纳水谷，消化饮食，化生气血精微物质，输送营养，排泄废料。

发宜多梳气宜炼，　齿宜数叩津宜咽。
子欲不死修昆仑①，　双手揩磨常在面。
春月少酸宜食甘，　冬月宜苦不宜咸。
夏要增辛宜减苦，　秋辛可省但教酸。
季月少咸甘略戒，　自然五脏保平安。
若能全减身康健，　滋味偏多无病难。

注

①昆仑：道教语。指头脑。

春寒莫放绵衣装，　夏月汗多宜换着；
秋冬衣冷渐加添，　莫待病生才服药。
惟有夏月难调理，　伏阴在内忌冰水。
瓜桃生冷宜少餐，　免至秋来成疟①痢②。

注

①疟（yào）：疟子，俗称"打摆子"，以寒战壮热、头痛、汗出、休作有时为特征的传染性疾病。
②痢：中医学病名，古称"滞下"，是以痢下赤白脓血、腹痛、里急后重为临床特征。

心旺肾衰宜切记，　君子之人能节制。
常令充实勿空虚，　日食须当去油腻。

读经典 学养生

养生类要

YANG
SHENG
LEI
YAO

前集

大饱伤神饥伤胃，　大渴伤血多伤气。
饥餐渴饮莫太过，　免致膨脝①损心肺。
醉后强饮饱强食，　未有此身不生疾。
人资饮食以养生，　去其甚者将安适。

注

①膨脝（tūn）：同"彭脝"，肚子胀的样子。

食后徐行百步多，　平搓脐腹食消磨。
夜半灵根①灌清水，　丹田浊气切须呵。
饮酒可以陶情性，　大饮过多防有病。
肺为华盖②倘受伤，　咳嗽劳神能损命。
慎勿将盐去点茶，　分明引贼入肾家。
下焦虚冷令人瘦，　伤肾伤脾防病加。
坐卧防风来脑后，　脑内入风人不寿。
更兼醉饱卧风中，　风才着体成灾咎。

注

①灵根：道教语。指舌根。
②华盖：原指帝王坐车上的绸伞。中医学里指肺。

雁有序兮犬有义，　黑鲤朝北知臣礼。
人无礼义反食之，　天地神明终不喜。
养体须当节五辛①，　五辛不节反伤身。
莫教引动虚阳发，　精竭荣枯病渐侵。

不问在家并在外， 若遇迅雷风雨大，
急须端肃畏天威， 静室收心宜谨戒。

注

①五辛：指五种具有辛辣刺激气味的蔬菜，道家以韭、
薤、蒜、芸薹、胡荽为五辛。

恩爱牵缠不自由， 利名索绊几时休。
放宽些子自家福， 免致终年早白头。
顶天立地非容易， 饱食暖衣宁不愧。
思量无以报洪恩， 晨夕焚香频忏悔。
身安寿永福如何， 胸次①平夷②积善多。
惜命惜身兼惜气， 请君熟玩卫生歌。

注

①胸次：指胸怀。
②平夷：平坦，平和。

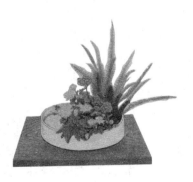

养生类要

读经典 学养生

YANG
SHENG
LEI
YAO

前集

养生类要

读经典 学养生

YANG
SHENG
LEI
YAO

前集

陶真人卫生歌

世言服灵丹，饵仙药，白日而轻举者，但闻而未见也。至于运气之术，甚近养生之道。人禀血气而生，故《摄生论》云：摄生之要，在去其害生者。此名言也。予所编此歌，盖采诸家养生之要，能依而行之则获安乐，若尽其妙，亦长生之可觊①。今着其歌于下。

①觊（jì）：希冀，企盼。

万物惟人为最贵，百岁光阴如旅寄，自非留意修养，中未免病苦为心累。何必飧霞①饵火药，妄意延龄等龟鹤，但于饮食嗜欲间，去其甚者将安乐。食后徐徐行百步，两手摩胁并腹肚，须臾转手摩肾堂②，谓之运动水与土。仰面仍呵三四呵，自然食毒气消磨。醉眠饱卧俱无益，渴饱饥飧犹戒多。

①飧霞：餐食日霞，吸饮沆瀣。指超尘脱俗的仙家生活。
②摩肾堂：一种自我按摩疗法，以按摩肾区为主。

食不欲粗并欲速，只可少餐相接续，若教

一饱顿充肠，损气伤脾非汝福。生餐黏腻筋韧物，自死牲牢皆勿食。馒头闭气宜少餐，生脍偏招脾胃疾。鲊[1]酱胎卵兼油腻，陈臭腌菹[2]尽阴类，老衰莫欲更餐之，是昔寇兵无以异。多煿[3]之物须冷吃，不然损齿伤血脉。晚食常宜申酉前，向夜从劳滞胸膈。

注

①鲊（zhǎ）：一种用盐和红曲腌的鱼。
②菹（zū）：酸菜。
③煿（bó）：烘烤。

脾好音乐，夜食则脾气不磨，为音响断绝故也。《周礼》所谓乐以侑食[1]。盖脾好音声，丝竹耳绕[2]，闻脾即磨矣。是以声音皆出于脾，而夏月夜短尤宜忌之，恐难消化故也。

注

①侑（yòu）食：一种祭祀仪式，给神祖供食。
②绕：原作"才"。

饮酒莫教令大醉，大醉伤神损心志。渴来饮水兼啜[1]茶，腰脚自兹成重坠。酒虽可以陶情性、通血脉，自然招风、败肾、烂肠、腐胁，莫过于此，饱食之后尤宜戒之。饮酒不宜粗及速，恐伤破肺。肺为五脏之华盖，尤不可伤。当酒未醒，大渴之际，不可吃水及啜茶，多被酒引

读经典 学养生

养生类要

YANG
SHENG
LEI
YAO

前集

入肾脏，为停毒之水。遂令腰脚重坠，膀胱冷痛兼水肿、消渴②挛臂③之疾。大抵茶之为物，四时皆不可吃，令人下焦虚冷，惟饱食后吃两杯不妨，盖能消食故也。饥则尤宜忌之。

①啜（chuò）：饮，喝。

②消渴：中医病证，以多饮、多食、多尿、形体消瘦，或尿有甜味为特征。

③挛臂：手臂挛急不伸，半身不遂。

　　尝闻避风如避箭，坐卧须当预防患况。因食后毛孔开，风才一入成瘫痪。

　　凡坐卧处，始觉有风，宜速避之，不可强忍。且年老之人，体竭内疏，风邪易入，始初不觉，久乃损人。故虽暑中，不可当风取凉，醉后操扇。昔有学道于彭祖①而苦患头痛，彭祖视其寝处有穴，当其脑户，遂塞之后即无患。

①彭祖：先秦道家先驱之一，著有中国第一部养生学著作《彭祖经》。

　　视听行坐不必久，五劳①七伤②从此有。

　　久视伤心损血，久坐伤脾损肉，久卧伤肺损气，久行伤肝损筋，久立伤肾损骨。孔子所谓"居必迁③坐"，以是故也。

养生类要

读经典学养生

养生类要

YANG
SHENG
LEI
YAO

前集

注

①五劳：指五脏的劳损，即肺劳、肝劳、心劳、脾劳、肾劳五种虚劳病证。
②七伤：是食伤、忧伤、饮伤、房室伤、饥伤、劳伤、经络营卫气伤的合称。
③迁：变换，转换。

人体亦欲得小劳，譬如户枢终不朽。

人之劳倦有生于无端，不必持重挽轻，仡仡①终日，于是闲人多生此病，盖闲乐之人，不多运动气力，饱食坐卧，经脉凝滞，气血壅塞使然也。是以贵人貌乐而心劳，贱人心闲而貌苦。贵人嗜欲不时，或昧于忌犯，饮食珍馐，便乃寝卧，故常须用力，但不至疲极。所贵荣卫②流通，血脉调畅，譬如水流不腐，户枢动而不朽也。

注

①仡仡（yì yì）：勤苦貌。仡，通"劼（jié）"。
②荣卫：营气和卫气的合称。两气同出一源，皆水谷精气所化生。营行脉中，具有营养周身作用；卫行脉外，具有捍卫躯体的功能。

卧不压迹觉贵舒，饱则入浴饥则梳，梳多浴少益心目，默寝暗眠神晏如。

卧宜侧身屈膝，益人心气，觉舒展则精神不散。盖舒卧则招魂引魅，孔子寝不尸①，盖

17

谓是也。发多梳则去风明目，故道家晨梳常以
百二十为数。浴多则损人心腹，令人倦怠。寝
不言者，为五脏如钟声然，不悬则不可发声。
睡当灯烛，令人神不安。

①不尸：尸，列陈。不尸意为不仰面平躺。

　　四时惟夏难将摄，伏阴在内，腹冷滑，补
肾汤药不可无，食物稍冷休哺啜①。
　　夏一季是人充精神之时，心旺肾衰，肾化
为水，至秋乃凝，及冬始坚，尤宜保惜。故夏
月不问老少，悉吃暖物，至秋即不患霍乱吐泻②。
腹中常暖者，诸疾自然不生，盖元气壮盛也。

①哺啜（bǔ chuò）：饮食，吃喝。
②霍乱吐泻：是以起病急骤，卒然发作，上吐下泻，
　腹痛或不痛为特征的疾病。因其病变起于顷刻之
　间，挥霍撩乱，故名霍乱。

　　心旺肾衰何所忌，特忌疏通泄精气。寝处
尤宜绵密间，宴居静虑和心气。
　　月令①仲夏之月，君子斋戒处必掩身，毋
躁二声色，毋或进薄滋味，毋致和，禁欲嗜，
定心气。

沐浴盥漱皆暖水，卧冷枕凉俱勿喜。

虽盛暑冲热，若以冷水洗面手，即令人五脏干枯少津液，况沐浴乎？凡枕冷物，大损人目。

养生类要

读经典学养生

YANG
SHENG
LEI
YAO

前集

注

①月令：《月令》，古代天文历法著作。按照一年12个月的时令，记述朝廷的祭祀礼仪、职务、法令、禁令，并把它们归纳在五行相生的系统中。

瓜茹①生菜不宜食，岂独秋来多疟痢。

茹性至冷菜瓜，难治气又能昏人眼目，驴马食之即日目烂。此等之物，大抵四时皆不可食，不独夏季。老人尤宜忌之。

注

①茹：蔬菜的总称。

伏阳在内三冬月，切忌汗多阳气泄。

天地闭，血气藏，纵有病亦不宜出汗。

阴雾之中无远行，暴雨震雷宜速避。

昔有三人冒雾早行，一人空腹，一人食粥，一人饮酒，空腹者死，食粥者病，饮酒者健。盖酒能御霜露，辟邪气①故也。路中遇暴雨、震雷、晦暝，宜入室避之，不尔，损人当时未觉，久则成患。

19

读经典 学养生

养生类要

YANG
SHENG
LEI
YAO

前集

①邪气：中医学中指伤人致病的因素，诸如风、寒、暑、湿、燥、热（火）、食积、痰饮等。

不问四时俱热酒太热，不须！难入口五味偏多，不益人，恐随脏腑成灾咎。

五味淡薄令人爽，稍多随其脏腑各有损伤。故酸多伤脾，辛多伤肝，咸多伤心，苦多伤肺，甘多伤肾。此乃五行自然之理，初伤不觉，久乃成患。

道家更有顺生法①：第一令人少嗔恶，秋冬日出始求衣，春夏鸡鸣宜早起。

春夏宜早起，秋冬任晏②眠；晏忌日出后，早忌鸡鸣前。

子后寅前寝觉来，瞑目③叩齿二七回，吸新吐故无人悟，咽嗽玉泉④还养胎。

注

①顺生法：顺应自然规律的养生方法。
②晏：意为迟、晚。
③瞑目：闭着眼睛。
④玉泉：指唾液。

水之在口曰华池，亦曰玉泉。《黄庭经》曰：玉泉清水灌灵根，子若修之命长生。达摩①《胎息论》曰：凡服食②，须半夜子后，床上瞑目盘坐，面东呵出腹内旧气三两口，然后停息，便于鼻中微纳清气数口。舌下有穴，通肾窍。用舌柱上腭存息少时，津液自生，灌漱满口徐徐咽下，自然灌注五脏，此为气归丹田矣。

注

①达摩：即菩提达摩，南北朝禅僧，略称达摩或达磨，意译为觉法，南天竺人，通彻大乘佛法，为修习禅定者所推崇。
②服食：道教养生术之一，服用丹药和草药。

　如子后午前不及，但寅前为之亦可。卧中为之亦可，但枕不甚高可也。汉帝年百二十岁，日甚精壮，言朝朝食玉泉，扣齿二七，名曰"炼精"。后汉王真常嗽舌下玉泉咽之，谓之"胎息①"。孙真人曰：发宜多栉②，手宜在面，齿宜数叩，津宜常咽，气宜精炼。此五者，即《黄庭经》所谓"子欲不死，修昆仑耳"。

注

①胎息：一种养生修炼法。语见《抱朴子·释滞》："得胎息者，能不以口鼻嘘吸，如在胞胎之中。"即不用口和鼻子呼吸，如在孕胎之中。
②栉（zhì）：用梳子梳头发。

热手摩心熨两眼
　每熨二七遍，使人眼目自无障翳①。明目

养生类要

读经典 学养生

YANG
SHENG
LEI
YAO

前集

去风，无出于此，亦能补肾气。

①障翳（yì）：遮蔽。

仍更捭擦额与面

频拭额谓之"修天庭①"，连发际二处遍面上自然光泽，如有皯②点者宜频拭之。

①修天庭：自我推拿方法名。即将两手掌擦热后，来回抚摩额部。
②皯（gǎn）：面色黧黑。

两指时将磨鼻茎

鼻茎两边捭二三十数，令表里俱热，所谓"灌溉中岳①，以润于肺"。

①灌溉中岳：导引功法名，又名灌溉中州。中岳即鼻部，谓以手指摩擦鼻部及附近穴位。

左右耳根筌数遍

筌耳①即摩耳轮也。不拘数遍，所谓"修其城郭以补肾气，以防聋聩②也"。

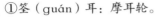

①筌（guán）耳：摩耳轮。
②聩（kuì）：耳聋。

更能干浴遍身间，按脾①时须纽两间，纵有风劳②诸冷气，何忧腰背复拘挛。

大凡人坐，常以两手按脾，左右纽肩数十。

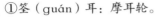

①脾（pì）：大腿。
②风劳：中医病证。虚劳病复受风邪者。

嘘、呵、呼、嘻、吹及呬，行气之人分六字，果能依用口诀中，新旧有疴①皆可治。

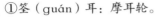

①疴（kē）：病。

声色虽云属少年，稍知栉节乃无愆①。闭精息气宜闻早，莫使羽苞②火中燃。

古人以色欲之事，辟③之凌杯④以盛汤，羽苞以蓄火，有能操履长，方正于名，无贪利，无竞纵，向歌中未能行，百行周身亦无病。

老子云：善摄生⑤者，陆地不避凶虎，此道德之助也。

23

读经典 学养生

养生类要

YANG
SHENG
LEI
YAO

前集

注

①无愆（qiān）：没有过失。

②羽苞：羽，羽毛；苞，花骨朵。此处借指年少尚未成熟。

③辟：通"譬"，比喻。

④凌杯：盛冰的器具。

⑤摄生：指养生。

邹朴庵玉轴六字气诀

《道藏》有"玉轴经"，言五脏六腑之气因五味熏灼不和，又六欲①七情②，积久生病，内伤脏腑，外攻九窍，以致百骸受疾，轻则痼癖③，甚则盲废，又重则丧亡。故太上悯之，以六字气诀治五脏六腑之病。其法：以呼而自泻出脏腑之毒气，以吸而自采取天地之清气以补之。当日小验，旬日大验，一年后万病不生，延年益寿。卫生之宝，非人勿传。

注

①六欲：佛教用语，指人的六种欲望，即色欲、形貌欲、威仪姿态欲、言语音声欲、细滑欲和人想欲。

②七情：是人的情志活动的统称，具体包括喜、怒、忧、思、悲、恐、惊七种。

③痼癖：痼，经久难治愈的病；癖，因气血瘀滞而形成的有形包块。

养生类要
读经典 学养生

YANG
SHENG
LEI
YAO

前集

呼有六，曰呵、呼、呬、嘘、嘻、吹也，吸则一而已。呼有六者何？以呵字治心气，以呼字治脾气，以呬字治肺气，以嘘字治肝气，以嘻字治胆气，以吹字治肾气，此六字气诀分主五脏六腑也。

凡天地之气，自子至巳为六阳[①]时，自午至亥为六阴[②]时。如阳时则对东方，勿尽闭窗户，然忌风入及解带。正坐扣齿三十六，以定神光[③]，搅口中浊津，漱炼二三百下，候口中成清水，即低头向左而咽之，以意送下。

注

①六阳：一年之中十一月至来年四月、一天之中子时至巳时为阳气上升之时，合称六阳。

②六阴：一日之中以午时至亥时为阳气下降、阴气上升之时，称为六阴。

③神光：同精神。

喉汩汩[①]至腹间即低头开口，先念呵字，以吐心中毒气，念时耳不得闻呵字声，闻即气岔，反损心气也。念毕低头闭口，以鼻徐徐吸天地之清气以补心气，吸时耳不得闻吸声，闻即气岔，亦损心气也。但呵时令短，吸时令长，吐少纳多也。

读经典 学养生

养生类要

YANG
SHENG
LEI
YAO

前集

①汩汩（gǔ gǔ）：象声词，形容水或其他液体流动
的声音。

吸讫①即又低头念呵字，耳复不得闻呵字
声，呵讫又仰头以鼻徐徐吸清气以补心，亦不
可闻吸声。如此吸者六次，即心之毒气渐散，
又以天地之清气补之，心之元气亦渐复矣。再
又依此式念呼字，耳亦不可得闻呼声，又吸以
补脾耳，亦不得闻吸声。如此吸者六次，所以
散脾毒而补脾元也。次又念呬字，以泻肺毒，
以吸而补肺元，亦须六次。次念嘘字以泻肝毒，
以吸而补肝元。嘻以泻胆毒，吸以补胆元。吹
以泻肾毒，吸以补肾元②。

①讫（qì）：完毕，完尽。
②肾元：肾中的元气，包括肾精、肾气、肾阴、肾阳。

如此者，并各六次，是谓小周①。小周者，
六六三十六也。三十六者，一次周天也。一周
而六气，遍脏腑之毒气渐消，病根渐除，而祖
气渐完矣。次看是何脏腑受病，如眼病即念嘘、
嘻二字各十八遍，仍每次以吸补之，总之为
三十六讫，是为中周。中周者，第二次三十六通，
为七十二也。次又再依前呵、呼、呬、嘘、嘻、

吹六字法，各为六次，并须呼以泻之，吸以补之，愈当精处不可怠废。此第三次三十六也，是为大周。即总之为一百单八次，是百八诀也。

①小周：又称子午周天。指在炼精化气阶段，精化为气，气在人体主观意念作用下，从丹田沿督脉上升，任脉下降，再回到下丹田的循环搬运过程。

午时属阴时，有病即对南方为之。南方属火，所以却阴毒也。然又不若子后、已前、面东之为阳时也。如早床上面东，将六字各为六次，是为小周。亦可治眼病也。凡眼中诸症，惟此诀能去之，他病亦然。神乎！神乎！此太上之慈旨也，略见《玉轴真经》，而详则得之师授也。如病重者，每字作五十次，凡三百则六腑周矣。乃漱炼咽液，叩齿讫，复为之又三百次讫，复漱炼咽液叩齿如初，如此者三，即通为九百次，无病不愈。秘之！秘之！非人勿传。孙真人①云：天阴、雾、恶风猛寒，斯时勿取气，但闭之耳。

①孙真人：即孙思邈，唐代著名医药学家，被后人尊称为"药王"，著有《千金方》《千金要方》《千金翼方》等。

27

读经典 学养生

养生类要

YANG
SHENG
LEI
YAO

前集

阴阳烹炼秋石服饵诀法

九转秋石[1]还元论

　　夫秋石者，非人间五金八石[2]、草木灰霜、银、铅、砂、汞之所为也，实乃还元之至宝。产自形中，出于脏腑，方宗《道藏》法。

①秋石：丹药名。外丹术指丹鼎内所生芽状物，内丹术借指药物。主治虚劳羸瘦、骨蒸劳热、咳嗽、咳血、咽喉肿痛、遗精等症。
②八石：指道家服食的八种矿产品，也是炼丹的原料。

　　按本草号曰：金丹，众药之先，出乎自然，生自太极，产自先天，人莫能知，鬼莫能测，分男女于五行，禀阴阳于四象。安炉立鼎，补坎填离，津液长生于华池，众脉流通于水道，体干道发昭彰，顺坤道[1]应乎有节，取至药则气和平，彻元阳而归四体[2]。调和四体，运于宫中[3]，昼夜煅炼，水火[4]烹煎，结成一物，号曰金晶。

①坤道：大地的属性。
②四体：即四肢。
③宫中：指胸中。

④水火：气功学术语。指人之神、气。

开炉而紫粉凝霜，起鼎而黄芽①发耀。坎若意密水火，烹煎于三白②，离如情舒火龙，行周于半夜，天地交合，以降甘露，蠢动含灵，无非一气而变成者也。一气者，天地还丹③之宗，三才④之首，神明之旨，如此而成金液大还丹矣。世之论秋石者，不辨阴阳，不明火候，不分清浊，妄取混杂之物而为大丹之首。难乎！其为道也。

①黄芽：养生术语。原系外丹家用指丹鼎内所生芽状物，视其为生机方萌之象，又其色黄，故名。内丹家借用，谓先天一气萌生的象征。
②三白：风水学中的星位，即一白、六白、八白三个飞星。
③还丹：气功学术语。指炼制外丹方法中的循环变化及所成之仙丹。内丹术中用指炼功中精气神的交互影响变化过程，及丹成而致返朴归真。
④三才：指天、地、人。

昔黄帝提龙虎而美金华，轩辕铸九鼎号曰白雪，茅君炼魂魄而为淮南王，判坎离①而名秋石，此上古圣人以秋石服之，玉体而得长生。采阴阳而补肌骨，烹阳魂而接性命，炼阴精而

养生类要

读经典 学养生

YANG
SHENG
LEI
YAO

前集

得飞升，乃诸仙之丹药，服食之根源，赖玄牝②而成丹，得水火而既济，天魂地魄摛③归于戊巳炉中。兔髓乌丹，撮藏于乾坤鼎内，是无质中生质之运丹。

注

①坎离：坎、离本为《周易》的两卦，道教以"坎男"借指汞，内丹家谓为人体内部的阴精；以"离女"借指铅，内丹家谓为人体内部的阳气。
②玄牝：气功术语。指人体生命之根本。
③摛（chī）：舒展，铺陈。

乃是有还元①之大药②，南楼定刻设法象于空中，北苑论时拆精华于器内，神龙取蚌，承时节而论。仙兔吐精华，待子初而自下，此乃圣人口传心授之法。取其甘露而配其白石③，先天一气，混沌元精从此而立。

注

①还元：恢复、滋养元气。
②大药：道家对内丹和外丹的总称。
③白石：中药名，阳起石之别名。

其秋石服之，降邪火，生津液，分滞气，化顽痰，理脾健胃，止嗽爽神。其味咸而体润，其性温而不燥，大助元阳，善补虚惫，亦治九种之痨①。能烧三尸②之鬼，有返魂定魄之功，

有健体轻身之力，能助阳而换骨，善起死以
回生。

养读经
生典学
类养
要生

YANG
SHENG
LEI
YAO

前
集

①痨：中医学指积劳损削之病。
②三尸：养生学术语。又称三虫、三彭、三尸神。
　谓人体中的三条"虫"，实际为人体内病邪之气
　的代指。又分上、中、下三尸，各有专名。而上
　尸好宝物，中尸好五味，下尸好色欲，均与人为祟。

　　其秋石不问百病，服之则除，不比有形质
之物，朱砂、水银炼成外丹①，服之则存留五脏，
饵之则促彼天年。此药夺天地之造化，吸日月
之精华，运阴阳而泻离坎，进九转②而成白雪。

①外丹：养生术语。为古代借服用炼成的丹药和其
　他药物以求长生，这些药物统称外丹。
②九转：外丹术术语，指外丹烧炼的次数。外丹术
　认为，外丹炼制次数越多，药力越足，服后成仙
　越速，而以九转为贵。

　　大道无穷，世人焉得而知哉？淮南王①曰：
初九潜龙兼下手，黑中取白无中有，总是先天
气结成，水军火将休离走。轩辕②云：采战之
时应有节，还当十五中秋刻。魂往空中含气精，
一轮皎洁阴精泄。黄帝③云：香从臭里出，甘

向苦中来。茅君④云：神仙是何物？无限树下美金华。由是观之，见秋石有功于人者大矣。此秋石则宜频服，服久则传经络，入心养血，入肝明目，入脾长肉，入肾生精。饵之自效，至圣、至灵，日久而归乎长生之道。呜呼，美哉！

注

①淮南王：指刘安，西汉思想家、文学家，汉高祖刘邦之孙。

②轩辕：轩辕氏，即黄帝。

③黄帝：古帝名，传说是中原各族的共同祖先，少典之子，姓公孙，居轩辕之丘，故号轩辕氏。又居姬水，因改姓姬。国于有熊，也称有熊氏。

④茅君：传说中在句容句曲山修道成仙的茅氏兄弟。

白玉蟾真人秋石歌

秋石诀，秋石诀，谨守至言休漏泄。知君凤世有仙风①，教把天机对君说：安炉立鼎法乾坤，高筑坛，名山泽，炼真铅，色有别。时当午夜中秋节，竟上南楼玩月华②，一轮五彩光渊澈，秋求玉兔脑中精，石取金乌③心内血，只此二物结灵丹，至道不繁无扭捏。

注

①仙风：神仙的风致。

②月华：月光，月色。

③金乌：又称三足金乌，中国古代汉族神话传说中的神鸟之一，传说中为驾驭日车的神鸟。

火取日，水取月，又与诸家闻各别。内行符火合天机，攒簇阴阳人莫测。青凤①飞归混沌窝，白龟②钻入昆仑穴，龙虎驯婴儿，越黄婆巧弄千般舌，一时会合入兰房③，夫妇交欢情定热，曰取补灵胎，结胎完耿耿紫金色，脱胎换骨，象盈亏转制，抽添按圆缺。

注

①青凤：犹青鸟，传说中西王母的信使。
②白龟：白色的龟，古人以为瑞物。白龟在古代被视为神灵的化身，甲壳被用于占卜。
③兰房：香闺。旧时妇女所居之室。

紫霞紫绶紫灵芝，红似日轮鲜赫赫，一厘能点一斤金，一粒遐龄①千万，结功成幸，满天诏宣，凤化鸾飞并拔擢。吾今一一说与君，只恐多言反疑惑，得之之难默默行，他年名挂黄金阙。

注

①遐龄：对老年人高寿的敬语。

阳炼秋石法

童便不拘多少，用锅熬将干，量入稻草灰

或荞麦灰，收干待其锅一红，便取起捣碎。又用净锅入清水再煮，看其大沸，用箕[1]一个，上用好棉纸三张，将锅内药水滤过，去灰如澄清一般。再用铜锅或铜铫一个洗净，入煎过澄清水再熬成丹待干，日晒夜露旬日[2]听用。

①箕：用竹篾、柳条或铁皮等制成的扬去糠麸的器具。
②旬日：十天。

阴炼秋石法

　　用瓦缸一只，上中下凿三孔，用布塞了，方入童便，不拘多少。将桃、柳枝如打靛一般，如此者千余下。四五遍后，放真正滑石末七八钱，撒入缸内，或寒水石一块，不打碎放入缸下，待其澄清，自上中下放去清便，亦如上中下搅三次，去其清便后入清水，放入缸内，仍照前打搅三次，去其水，尽将原清汁取上，谅[1]入人乳，露一夜晒干听用。或为丸，用白松糕[2]丸亦好。每日空心，上午、下午临卧，任意滚水点服。

①谅：通"量"。
②白松糕：用糯米粉、白糖等制作的糕点。

34

三丰张真人进红铅方并序

夫金丹延命，上古流传之秘术也。其妙不外乎阴阳真一①交媾②而成。苟非心志之专，遇明师授受之真，焉能夺造化之机而延寿命于无疆也。噫！今之学长生者，莫不以草木金石修合③，自称玄妙，以为真丹。盖异类杂物与人身自不相契，岂有假补真而能成功者也。殊不知人禀天地真一之气，阴阳纯粹之精，能顺时养育，以真一补气，则真气和合，而寿命自延矣。

注

①真一：道教名词。本指保持本性，自然无为，后多用以指养生的方法。
②交媾（gòu）：阴阳交合，指性交。
③修合：指丹药的采集、加工、配制过程。

《丹经》①云：竹破还将竹补，哺鸡当以卵为。又云：阳衰阴补，树衰土培。又云：抽将坎位心中实，点化离宫腹内阴。此皆以真补真②之喻也。岁辛丑，寓岱岳③得遇真人，道及《内丹真诀》，又示三丰张真人进红铅内丹一册而玩味之，则昔日之疑一旦豁然而贯通矣。噫！红铅真阳也，秋石真阴也，以阴阳真一之气滋补元气。

注

①《丹经》：黄老道家曾做丹书戒，为讲述炼丹术
　的专书。

②以真补真：红铅真阳，秋石真阴，寓以阴阳真一
　之气滋补元气，可长寿延年之意。

③岱岳：指泰山。

斯婴儿之见老母，情性和合，真一合而元
气凝，寿命延长，立可必矣。子嘉其妙，遂专
意修合，服有灵验，而身体康强，有病悉去。
乃知红铅妙术，真夺造化之机。岂他金石草木
可仿佛其万一耳。呜呼！吾何幸？恭遇明师之
真传也。故书此以俟后之同志者有所征信。云
望道①散②人识。

注

①道：医道，术道。

②散：传播。

内丹

红铅（晒干一钱）　秋石（一钱）　人乳（晒
干一钱）

上红铅、秋石、乳汁各制为末，乳汁和为
丸如黍米大。每服一丸，沉香乳香汤送下。如
觉醉，只服乳汁。俟①苏醒照前服之，服尽三钱，
再服后药。

注

①俟：等候。

取红铅法

用无病室女①月经，首行者为最，次二三者为中，四五为下。取法：以黑铅打一具如道冠样，候月信动时即以此具置阴户上，以软绢兜住，如有即取之约一二钟许，沉底红如朱砂者，此为母气，真元也。其面上有黄色浮起者，此为发水，即用棉纸轻轻拖渗去，只将沉底荡干听用。

注

①室女：指未婚女子。

制红铅法

先将瓷盆一个煮一伏时，乘热取出即投红铅①于内自干，制乳亦然。先将红铅半斤，用黑铅②作盒，盛养人乳二斤，牛乳二斤，酥油一斤，制法照前，秋石半斤。

注

①红铅：指初潮月经。
②黑铅：石墨。

养生类要

读经典　学养生

YANG
SHENG
LEI
YAO

前集

上五味将细布包定，再用鲁绵裹之，以糯米三斗淘净浸透，入甑①，拨开窝，以药放窝中，蒸之以米熟为度，候冷取出，药和为丸。如干再添人乳，和之丸为三百六十九。其饭就用白酒曲造成酒，候酒熟用四料瓶十二个盛之，扎紧煮熟听用，以应十二月数。每日清晨用药一丸，就以此酒送下，以应周天数也。此药符天机造化，其妙难以尽述，慎勿妄传秘之！

注

①甑（zèng）：古代蒸饭的一种瓦器。底部有许多透蒸气的孔格，置于鬲（lì）上蒸煮，如同现代的蒸锅。

蟠桃酒

治证大略同前。

用美味与十五六岁室女食养。春三月，秋八月，采园中桑叶晒干，再用甘草、漏芦、白蔹花各等分为末，用初生男乳汁调三钱与女子服之。后用甘草、桂皮、乳香各少许，煮雄猪前蹄十分烂，去骨与女子食之，一二日乳极盛。后再用甘遂为末，每用少许涂乳头上，引乳出，洗去甘遂听用。或取下用乳香少许为丸，如黍米大，每用三五十丸，空心①温酒送下。欲散用穿山甲、紫梢花各一钱，为末，酒调下即散，此返经为乳法也。

注

①空心：空腹。

又蟠桃酒

治症同前。

兔粪（四两）　大力子（一两）　磁石（飞一两）　黑铅（一两）　辰砂（天葵草伏过，五钱）　甘草（五钱）

上为末，炼蜜为丸，每丸重一钱。每服一丸，酒化与十五六岁无病女子服之，浓酒任醉，揉乳房吮之，即蟠桃酒也。

仙方紫霞杯（一名芙蓉锭）

治虚损五劳七伤，能回阳①祛阴，大有效验，功难尽述。

用舶上硫黄，不拘多少，益母草烧灰淋汁煮干，化开再煮，如此九次听用。制硫诀云：若要金硫实死，须将制伏灰霜；吾今泄破草生香，织就人穿身上。

秘蜜②烧灰取汁，惟恐漏泄春光，九熬九澄似水霜，去垢除痰是上。（上调西江月）上硫制就为末，水丸黍米大，即金液丹也。加后药即成锭③，或倾作杯，即紫霞杯也。

制过硫黄（一两）　白茯神（去皮心，五钱）远志（去心，五钱）　川椒（去目炒出汁，三钱）

养生类要

读经典 学养生

YANG
SHENG
LEI
YAO

前集

真赤石脂（五钱）　石乳（二钱）　大辰砂（甘草煮，五钱，另研）　沉香（二钱）　大茴香（二钱）　莲蕊须（一两，未开者佳）　先春蕊（一两，立春后不用）

上为末，将硫黄化开和匀即成锭，酒磨服或倾成杯子，注酒饮之，此用累效。乃吴澹斋先生口传也。

注

①回阳：中医学名词。回阳救急，大补阳气，使衰微的阳气复苏。
②蜜：通"密"。
③锭：金属或药物等制成的块状物。

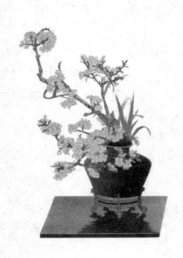

制玄明粉方序

养生类要

读经典 学养生

YANG
SHENG
LEI
YAO

前集

大唐玄宗①时，终南山②有一道人，寿高三百余岁。帝宣而问之，对曰：臣常服玄明粉，故获其寿。帝试之，果有功效，因赐名，流传于世。此药煅炼最妙者白色，余色不可用！服之诸病皆除，不分远年近日风毒虚寒等疾，并皆治之，无有不效。量病轻重，各随引下加减用之。

①玄宗：李隆基，唐朝皇帝，712年至756年在位，庙号"玄宗"，又因其谥号为"至道大圣大明孝皇帝"，故亦称为唐明皇。
②终南山：又名太乙山、太白山、中南山、周南山，是秦岭山脉的一段，道教的发祥圣地，位于陕西省境内。

若要宣泻，先用桃花汤①或葱白汤②。如未宣通更饮一碗或半碗，每日空心或晚，随病用引调下。常服四十九日，一次久病皆除，沉积退去，渐觉身轻体健。若能常服不断，益寿延年，永保长生，不避寒暑，面似童子，须发白而返黑，其功不可尽述。

①桃花汤：中医方剂名。为固涩剂，具有温中涩肠

止痢之功效，主治虚寒血痢证。

②葱白汤：中医方剂名。主治因忍尿劳役，或受惊恐，以致突然小便不通，脐腹膨急，气上冲心，闷绝欲死之证。

炮制玄明粉法

取好真玉朴硝①一味，此物是太阴之精，亦取南方丙火②，北方癸水③，三家相见炼成丹也。每料用朴硝五斗，水三桶，萝卜五斤，切作片子同入铁锅内煅炼，一明取出，滤滓澄清五七遍，至晚于星月下露至天明，瓦盆内自然结成青白块子，去水控出，用磁小罐盛之，按实入八卦炉中，先文后武，从慢至紧自然成汁，煎后不响，再加顶火一煅。如此一昼夜待冷，取出捣烂为末。于净地上放药，用新瓦盆一个合之，以去火毒为度。后为末，每一斤入甘草生、熟各一两，为末同搅匀，临睡斟酌用之，或一钱或二钱，桃花煎汤，或葱白煎汤下此药。大治邪热所干，膈气上满，五脏格涩。此朴硝本性。还温无毒煅炼之法有八件紧要，详切于后：一澄清硝，二去咸味，三安炉灶，四固鼎气，五升火候，六闭火门，七去火毒，八对甘草。

注

①朴硝：中药名，矿物芒硝经加工而得的粗制结晶。

②丙火：即阳火，小肠火。

③癸水：即阴水，肾水。

四季服食各用引子

　　春养肝，黄芪、芍药、川芎汤下；夏养心，白茯苓汤下；秋养肺，茯苓、桔梗汤下；冬养肾，肉苁蓉、乌头汤下；其余杂症随症调引下，兹不详录。

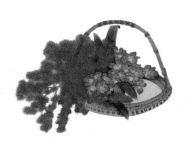

养生叙略滋补方论

按《内经》①曰：古人治未病②不治已病，所以为上工也。夫饮食男女，人之大欲，尤当顺时节，摄勿使过焉。何疾之有？人多昧之，今略述所闻于下。

注

①《内经》：即《黄帝内经》，分《灵枢》《素问》两部分，是中国最早的医学典籍，相传为黄帝所作，后世较为公认此书成型于西汉，传统医学四大经典著作之一。

②治未病：指采取一定的措施防止疾病产生和发展的治疗原则，包括未病先防和既病防变两个方面。

所谓饮食者，即《内经》云：阴之所生，本在五味；阴之五宫①，伤在五味。若五味口嗜而饮食之，勿使过焉，过则伤其正也。谨和五味，骨正筋柔，气血以流，腠理以密，骨气以精。谨道如法，长有天命，此东垣②法，枳术丸也。

注

①五宫：指藏精神的五脏。

②东垣：李杲，号东垣老人，"金元四大家"之一，"脾胃学说"创始人。

所谓男女者，即《内经》云：无阳则阴无

以生，无阴则阳无以化①。此天地自然之妙用，人道之大本也。但此为爱河欲海，上智之士对景忘情，形须交而精不摇，气虽感而神不动，以逸待劳，以静待哗，以色为空，以无为有，夺得至宝，能增寿源。世降以来，民生多溺而乐与乐取，况其情欲无涯，此难成易亏之阴精，若之何而可以供给耶？此丹溪补阴丸所由立也。

①无阳则阴无以生，无阴则阳无以化：阳根于阴，阴本于阳，体现了阴阳对立依存、互根互用的关系。

又按寇氏曰：人之未闻道者，放逸其心，迷于生乐，以精神徇①智巧，以忧畏徇得失，以劳苦徇礼节，以身世徇财利。四徇不去，心为之疾矣。极力劳形，燥暴气逆，当风纵酒，食嗜辛咸，肝为之病矣。饮食生冷，温凉失度，久卧、太饱、太饥，脾为之病矣。久坐湿地，强力入水，纵欲房劳，三田②漏溢，肾为之病矣。呼叫过常，辨争倍答，冒犯寒暄，恣食咸苦，肺为之病矣。

①徇：遵从，屈从。
②三田：也叫三宝，指上中下三丹田。

　　五病①既作，故未老而羸②，未羸而病，病至则重，重则必毙③。呜呼！此皆不思妄行而自取之也。卫生君子能慎此五者，更悟饮食、男女二论，可以终身无病矣。经曰不治已病治未病，此之谓也。

注

①五病：指五脏气逆而为病，即脏腑之气失调所产生的病证。《黄帝内经素问·宣明五气篇》："五气所病：心为噫；肺为咳；肝为语；脾为吞；肾为欠、为嚏；胃为气逆、为哕、为恐；大肠、小肠为泄；下焦溢为水；膀胱不利为癃，不约为遗溺；胆为怒，是谓五病。"

②羸（léi）：瘦弱。

③必毙：死亡。

饮食论

　　人知饮食，所以养生，不知饮食失调，亦能害生。故能消息使适其宜，是贤哲防于未病。凡以饮食，无论四时，常欲温暖。夏月伏阴①在内，暖食尤宜，不欲苦饱。饱则筋脉横解②，肠澼③为痔，因而大饮，则气乃大逆。养生之道，不宜食后便卧，及终日稳坐，皆能凝结气血，久则损寿。食后常以手摩腹数百遍，仰面呵气数百口，趑趄④缓行数百步，谓之消食。

①伏阴：盛夏中出现的寒气。
②筋脉横解：筋脉横满解裂。
③癖：同"痞"，痞块。
④趑趄（zī jū）：脚步不稳，行走困难。

食后便卧，令人患肺气、头风、中痞①之疾。盖荣卫不通，气血凝滞故尔。是以食讫当行步，踌躇②有作修为，乃佳，语曰：流水不腐，户枢不蠹，以其动也。食饱不得速步、走马、登高、涉险，恐气满而激，致伤脏腑。不宜夜食，盖脾好音声，闻声即动而磨食。

注

①痞：中医学中指胸腹间气机阻塞不舒的一种自觉症状。
②踌躇：犹豫不决地踱来踱去。

日入①之后，万响都绝，脾乃不磨食，食即不易消，不消即损胃，损胃即不受谷气②，谷气不受即多吐，多吐即为翻胃③之疾矣。食欲少而数，不欲顿而多，常欲饱中饥，饥中饱为善尔。食热物后不宜再食冷物，食冷物后不宜再食热物，冷热相激必患牙疼。瓜果不时，禽兽自死，及生鲜煎煿之物，及夫油腻难消。粉粥冷淘之类，皆能生痰动火，疮疡④症癖⑤并不宜食。

47

读经典 学养生

养生类要

YANG
SHENG
LEI
YAO

前集

注

①日入：太阳落下去。

②谷气：又称水谷之气。指由脾胃消化、吸收饮食而来的精微物质。

③翻胃：即反胃，亦称胃反，指大便溏泄，每食必吐之膈证。

④疮疡：中医外科疾患。

⑤癖：潜匿在两胁间的积块。

　　五味入口，不欲偏多，多则随其脏腑各有所损。故咸多伤心，甘多伤肾，辛多伤肝，苦多伤肺，酸多伤脾。《内经》曰：多食酸则脉凝涩而变色，多食苦则皮槁毛拔，多食辛则筋急而爪枯，多食酸则肉胝①皱而唇揭②，多食甘则骨肉痛而发落，偏之为害如此。故上士澹泊，其次中和，此饮食之大节也。

注

①肉胝（zhī）：指手脚掌上的厚皮，俗称茧子。

②唇揭：嘴唇外翻。

　　酒饮少则益，过多则损，惟气畅而止可也。饮少则能引滞气，导药力，调肌肤，益颜色①，通荣卫，辟秽恶。过多而醉，则肝浮胆横，诸脉冲激，由之败肾，毁筋腐骨伤胃，久之神散魄溟不能饮食，独与酒宜，去死无日矣。饱食之后，尤宜忌之。饮觉过多，吐之为妙。饮酒后不可饮冷水、冷茶，被酒引入肾中，停为冷毒，多久必然腰膝沉重，膀胱冷痛，水肿消渴，挛躄②之疾作矣。

①颜色：指人的面色。
②挛躄（luán bì）：手脚屈曲不能行动。

酒后不得风中坐卧，袒肉①操扇，此时毛孔尽开，风邪易入，感之令人四肢不遂②。不欲极饥而食，饥食不可过饱，不欲极渴而饮，渴饮不欲过多。食过多则结积，饮过则成痰癖③。故曰：大渴勿大饮，大饥勿大食，恐血气失常，卒然不救也。嗟乎！

①袒肉：脱去上衣，裸露肢体。
②不遂：活动不利。
③痰癖：痰邪癖聚于胸胁之间所致的病证。

善养生者，养内；不善养生者，养外。养内者，恬澹①脏腑，调顺血气，使一身之气流行冲和，百病不作。养外者，恣口腹之欲，极滋味之美，穷饮食之乐，虽肌体充腴②，容色悦泽，而酷烈之气内蚀脏腑，形神虚矣。安能保合太

49

读经典学养生

养生类要

YANG
SHENG
LEI
YAO

前集

和③，以臻遐龄？庄子曰：人之可畏者，衽席④饮食之间，而不知为之节，诚过也。其此之谓乎？

①恬澹：通"恬淡"，安静。

②充腴（yú）：丰满肥胖。

③太和：人的精神、元气平和的状态。

④衽席：泛指卧席。

枳术丸

《内经》以脾土旺能生万物。此东垣前贤以胃气①之法地，故用此方一补一消，制其太过，辅其不足也。

枳实（一两，去穰麸炒）　白术（二两，陈壁土炒）

上为末，荷叶浓煎汁，打老米②粉糊为丸，用白汤③下七十丸，不拘时服。闽广吴浙湿热地方加山楂肉、神曲、黄芩、黄连、苍术各一两；有痰加半夏、陈皮（去白）、南星各一两；有郁加抚芎、香附、山栀各一两；有热加黄芩、黄连、当归、地骨皮、酒炒大黄各五钱。

①胃气：中医学泛指脾胃的消化功能。

②老米：陈米。

③白汤：不加任何佐料的热水。

食物所忌所宜

水味甘淡，无毒，大益人，资生①日用，不齿②其功，故不可一日缺也。

酒味辛热，饮之体软神昏，是其有毒③也。惟少三五七杯，御风寒，通血脉，壮脾胃而已。若恒饮过多，则熏灼心肺，生痰动火，甚则损肠烂胃，溃髓蒸筋，伤神损寿。酒浆照人无影不可食，酒后食芥辣物，多则缓人筋骨。凡中药毒④及一切毒，从酒得者难治，盖酒能引毒入经络故也。

注

①资生：赖以为生。

②齿：说到，提起。

③毒：有害的性质。

④药毒：药物的毒副作用。

醋多食助肝损脾胃，损人骨，坏人颜色。

茶味苦，气清，能解山岚①瘴疠②之气，江洋雾露之毒，及五辛、炙煿③之热，宜少，否则不饮尤佳，多饮则去人脂，令人下焦④虚冷。饥则尤不宜用，惟饱食后一二茶盏不妨。最忌点盐及空心饮，大伤肾气。古云：空心茶，卯时酒，酉后饭，俱宜少用。食后以浓茶漱口，令齿不败。

注

①山岚：山中的雾气。

②瘴疠（zhàng lì）：感受瘴气而生的疾病，泛指潮湿地区流行的恶性疟疾等传染病。

③炙煿（bó）：指烘烤煎炒的食物。

④下焦：人体部位名，系三焦之一。指下腹腔自胃下口至二阴部分，能分别清浊，渗入膀胱，排泄废料，其气主下行。

　　粳米过熟则佳，忌与苍耳、马肉同食。冬春①堆盒过湿热性，最清脏腑。

　　糯米久食身软、发风动气。妊娠与杂肉同食，令子生寸白虫。

　　秫米②似黍而小，发风动气，不可常食，亦可造酒。

　　黍米发宿疾③，小儿食不能行。

注

①春（chōng）：把东西放在石臼或乳钵里捣掉皮壳或捣碎。

②秫（shú）米：中药名。为禾本科植物高粱的种子之黏者，具有祛风除湿、和胃安神、解毒敛疮之效，用于疟疾寒热、夜寐不安、肿毒漆疮等。

③宿疾：久治不愈的疾病，旧病。

　　饴糖进食健胃，动脾风①，多食损齿。

　　食粟米后食杏仁成吐泻，五种粟米合葵

菜②食之成痼疾。

养生类要

读经典学养生

YANG
SHENG
LEI
YAO

前集

①脾风：即慢脾风，慢惊风的脾肾阳衰证，症见闭
目摇头，面唇发青，额上汗出，四肢厥冷，手足微搐，
气弱神微，昏睡不语，呕吐清水等。

②葵菜：又名冬葵、冬苋菜。

　　稷米穄①也，发三十六种风疾②，不宜食。
又不宜同川乌、附子服。

　　麦占四时，秋种夏收，北方多霜雪，面无
毒而益人；南方少霜雪，面有湿热毒而损人。

注

①穄（jì）：不黏的黍类，又名"糜（méi）子"。

②风疾：指风痹、半身不遂等因风邪所致的病症。

　　大麦久食多力健行，头发不白，宜食。能
治蛊胀①，煎水熏洗立效。大麦叶消积、健胃、
宽中②，多服消肾③。

　　荞麦性沉寒，久食动风，心腹闷痛，头眩。
和猪肉食落眉发，和白矾食杀人。

注

①蛊（gǔ）胀：病名。因蛊毒引起腹部胀大，四
肢浮肿，形体消瘦的病患。

②宽中：中医学中指疏散中焦郁气。

③消肾：病证名。又称肾消、下消，由肾水亏竭，

蒸化失常致面黑耳焦，小便频数淋浊等症状。

白扁豆清胃解毒，久食须发不白，又能解酒毒，及煎炙热毒；黑者泻人。

绿豆清热解毒，不可去皮。去皮壅气①，作枕明目。

赤小豆解毒利小便，能逐津液，久食虚人。

青黄杂豆生湿热，不甚益人，合鱼鲊食成消渴。

食大豆忌猪肉炒豆，与十二岁以下小儿合猪肉食令壅气死。

豆作酱最佳，若纯以面麦作酱，不宜，能减药力。

注

①壅气：阻遏气机，令人气闷不舒。

芝麻压油炼熟，宜食，能解诸毒。黑芝麻炒食不生风疾，有风人食之遂愈。

胡麻服之不老，耐风寒，补衰老。九蒸九晒为末，枣丸服，治白发返黑。

葵菜同鲤鱼食，害人，食生葵发一切宿疾，服百药皆忌食。

生葱与蜜同食作胀，下利腹痛。烧葱同蜜食壅气死。葱与鸡雉、白犬肉同食，九窍出血，死。大抵葱功只能发汗，多食则昏人神。

韭，病人少食，多食助阳，昏神暗目，酒后尤忌。亦不可与蜜同食，共牛肉食成瘕①。未出土为韭黄，滞气动风不宜食。

薤生痰涕，动邪火②，反牛肉。

养生类要

读经典学养生

YANG
SHENG
LEI
YAO

前集

注

①瘕（jiǎ）：腹中结块。
②邪火：中医学指引起疾病的因素。

蒜惟辟恶气，快胃消滞，久食生痰动火，伤肝损目弱阳。食蒜行房伤肝气，令人面无颜色。

胡荽①久食令人健忘，根大，损阳、滑精、发痼疾。

白萝卜消痰下气②，利膈宽中，久食耗肺气，生食渗人血，忌与人参、地黄同食，令人须发易白。

注

①胡荽（suī）：即香菜。
②下气：中药学术语，即降气。

芥菜多食动风发气，忌与兔肉同食。

红白苋多食动气生烦闷，共鳖及蕨食生鳖瘕①。

鹿角菜久食发病，损经络，少颜色，菠菜多食滑大小肠，久食脚软腰痛。菠菜性滑发痔。

芹生高田者，宜食，和醋食损齿，赤色者害人。

①鳖瘕：病证名。八瘕之一，指腹内瘕结如鳖状。

苦荬①夏月食益心，生食损脾，蚕妇②勿食。

莴苣利水，久食昏人目。

莙荙③菜多食动气。

蕨久食滑精，令人脚膝无力，眼昏多睡，鼻塞发落。生食成蛇瘕④。

茄性冷，多食发疮动气，秋后食损目。

①葵（tū）：萝卜。

②蚕妇：以养蚕为业的农妇。

③莙荙（jūn dá）：一种一年生草本植物，又名甜菜。

④蛇瘕：病证名。八瘕之一，指瘕生腹内，摸之如蛇状。

冬瓜利水，多食动胃火①，令人牙龈肿，齿痛，又令阴湿痒，生疮发黄疸②。九月勿食。老人中其毒，至秋为疟痢。一切瓜苦有毒，两鼻两蒂者害人。

瓠子③滑肠④冷气，人食之反甚。葫芦匏⑤

有小毒，多食令人吐，烦闷。苦者不宜食。

注

①胃火：中医学中指胃热炽盛化火的病变。

②黄疸：病证名。由于感受湿热疫毒等外邪引起的以目黄、身黄、尿黄为主要表现的一种肝胆病证。

③瓠子（hù zi）：葫芦科葫芦属的一种，一年生攀援草本。

④滑肠：慢性结肠炎性病变，主要表现为腹痛、腹泻、黏液血便或脓血便，伴里急后重感。病程缓慢，常反复发作。

⑤匏（páo）：古代对球体葫芦的称呼。

　　紫菜多食发气、腹痛，饮少醋即解。

　　茭白不可合生菜食，合蜜同食发痼疾，损阳气。

　　诸笋消痰动气发病。苦笋主不睡，主面目并口热舌黄，消渴，明目，解热毒，多食令人嘈杂。

　　菌，地生者是。木生为檽①、为木耳、为蕈②。新蕈有毛者，下无纹者，夜有光者，欲烂无虫者，煮讫照人无影者，春夏有蛇虫经过者，误食皆杀人。若食枫树菌者，往往笑不止而死。犯者掘地为坎，投水搅取清者，饮之即解。木菌惟楮③、榆、柳、槐、桑、枣六④木之耳可食。然大寒，滞膈，难消，少食。余如前所云者皆杀人。如赤色，仰而不覆者，及生田野者皆毒。

养生
类要
读经典
学养生

YANG
SHENG
LEI
YAO

前
集

①檽（ruǎn）：木耳。

②蕈（xùn）：菌类植物。

③楮（chǔ）：一种落叶乔木。

④六：原作"五"，为误字。

甘露子不可多食，生寸白虫，与诸鱼同食翻胃。

茱萸①惟冬寒月可食，六七月食之伤神气。

茼蒿多食令人气满。

莳萝②醒脾可食，其根误食杀人。

蔓青菜中之最益人者，常食通中益气，令人肥健。

鸡头子名芡实③，生不宜食，熟能益肾固精，亦可疗饥。

山药凉而补脾；薯蓣④功亚山药而补脾亦妙。

芋奶、茨菰⑤并可充饥，冬月食不发病。田园多种，可以救荒。然茨菰多食动冷气，令人腹胀，小儿食脐下痛。

注

①茱萸（zhūyú）：此处当指山茱萸，有补益肝肾、收敛固涩的功效。

②莳萝（shíluó）：俗名小茴香，一年生草本植物，有理气开胃、解鱼肉毒的作用。

③芡（qiàn）实：中药名。具有益肾固精、补脾止泻、

除湿止带之功效。

④薯蓣（shǔ yù）：山药。

⑤茨菰（cí gū）：又名慈菇，多年生草本植物地下的球茎，有活血、通便、滑胎的作用。

生姜专开胃，主呕吐，行药滞，制半夏毒。谚云：上床萝卜下床姜。盖夜食萝卜则消酒食之滞，清晨食姜能开胃口，御风敌寒，解秽①。九月九日勿食，伤人损寿。

莲子和脾补胃，宜煮熟去心食，生食令人腹胀，不去心令人呕。

藕久服轻身耐老，生食清热破血，除烦渴②，解酒毒；熟食补五脏，实下焦，与蜜同食令腹脏肥，不生诸虫。

菱多食，冷脏伤脾，熟食稍补。

注

①秽（huì）：污浊之气。

②烦渴：烦躁口渴。

枣生食动脏腑，损脾作泻，与蜜同食损五脏，蒸熟食补脾，和诸药。中满腹胀忌食。

梅子生津止渴，多食坏齿损筋。

樱桃多食发暗风①，伤筋骨，小儿多食作热。

橘与柑，酸者聚痰，甜者润肺，不可多食。

橙皮多食伤肝，与槟榔同食头旋恶心。

杨梅多食发热损齿。

注

①暗风：病证名。由脏腑功能失调引致风阳上亢的
疾病，发病过程缓慢，往往在不知不觉中逐步发病，
遂名暗风。

杏子多食伤筋骨，仁泻肺火①，消痰下气，
止嗽。久服目盲损须发，动宿疾，双仁者杀人。

桃损胃，多食作热，仁破血润大肠，双仁
者亦杀人。

李发疟，食多令人虚热，和白蜜食伤人五
内，不可临水啖②及与雀肉同食，皆损人。李
不沉水者，大毒，勿食！

注

①肺火：中医病机概念，指机体感受外邪或因七情
内伤，影响了肺的正常生理功能，出现口干舌燥、
咳嗽、咽痛等表现的证候。
②啖（dàn）：吃。

梨治上焦热，多食寒中①，产妇金疮②人勿
食，令痿③，因其性益齿而损脾胃。病人虚人
多食泄泻、浮肿。正二月不可食。有人家生一梨，
其大如斗，送之朝贵，食者皆死。考之，树下
有一大蛇，聚毒于此。盖凡物异常者，必有毒，

60

切不可食。

石榴生津，多食损肺及齿。

①寒中：病证名。指邪在脾胃而见里寒之病证。

②金疮：中医学指刀箭等金属器械造成的伤口。

③痿：痿痹，病证名。表现为肌肉关节痹痛，痿弱
　　无力，不能承受身体。

栗生食难消化，熟食滞气。灰火煨[①]，令
汗出，杀其木气；或曝干炒食略可。多食气壅，
患风气人不宜食。

柿干者性冷，生者尤冷，惟治肺热[②]，解
烦渴。多食腹痛。

白果，生引疳[③]，解酒，熟食益人，不可多食。
小儿未满十五，食者发惊搐。

①煨（wēi）：在带火的灰里烧熟东西。

②肺热：肺部脓疡形成的一种病证，以发热、咳嗽、
　　胸痛、咯痰量多，气味腥臭，或脓血相兼为主要
　　症状。

③疳：中医病证名。又称疳证、疳积，一种慢性营
　　养障碍性疾病，以面黄肌瘦、毛发焦枯、肚大青筋、
　　精神萎靡为特征。

胡桃即核桃仁，补肾，利小便，动风动痰，

养生类要

读经典学养生

YANG
SHENG
LEI
YAO

前集

养生类要

读经典 学养生

YANG
SHENG
LEI
YAO

前集

脱人眉，同酒肉食令人咯血。若齿齼，并酸物伤齿者食之即好，皮捣自然汁能乌须发。

枇杷多食发痰热。

榧子^①能消谷，助筋骨，行荣卫，明目轻身，润肺止嗽，多食滑肠。

榛子益气力，宽肠胃。

松子润燥，明目，生痰。

①榧子（fěi zǐ）：一种红豆杉科植物的种子，有杀虫、消积、润燥的功能。

葡萄生津止渴，干者发痰动嗽，病人少用。一切诸果核有双仁者并害人。

甜瓜多食发痼疾，动虚热。沉水者、双蒂者并杀人。

西瓜利水，善解暑毒，消烦渴。多食作泻痢，南人尤忌。凡生果停久有损处者，不可食。

甘蔗解酒毒，多食鼻衄^①。沙糖多食心痛，鲫鱼同食成疳；葵同食生流癖^②；笋同食成食瘕^③。小儿不宜食，生疳热，损牙。

①鼻衄（nǜ）：鼻出血。
②流癖：移动、无定处的痞块，时痛时止。癖，生

62

于两胁的痞块。

③食癥：病证名。指人食结在腹，其病寒，口中常有水出，四肢洒洒如疟，饮食不能，郁郁而痛。

猪肉虽世常用，不宜多食，发风生痰动气。白猪白蹄青爪者，不可食，猪肾理肾气，多食反令肾虚，少子。猪心损心；猪肝助肝气；大小肠滑肠；猪肉合羊肝食，令人烦闷；猪脑损阳，临房痿弱不举；猪嘴并耳，助风尤毒。

羊肉补虚发气，与参、芪同功。和鲊食伤人心脑，食之损精少子。羊肝明目；肺发气；羊心有孔者，食之杀人。羊肝有窍、羊有独角、黑头白身者，皆不可食。猪、羊血损血，六月勿用羊肉。

①参：中药名。即人参。
②芪：中药名。即黄芪。

黄牛大补脾胃，五脏血能补血，乳能补中养血，但不宜与醋同食。凡黑牛白头独肝者，不可食。盛热时卒死者，及瘟^①死者极毒，杀人，非惟不可食，闻其气亦害人。

①瘟：流行性急性传染病，亦称瘟病、瘟疫、热病等。

养生类要

读经典 学养生

YANG
SHENG
LEI
YAO

前集

马肉无益不可食，马汗气及毛误入食中，害人。凡有汗、阴疮者，近之杀人。

驴肉动风发痼疾。

骡肉动风发疮脂，肥者尤甚。食骡肉不可饮酒，致暴疾①，杀人。

注

①暴疾：突发之病。

犬肉大热，助阳暖下元①，食者忌茶。白犬虎纹，黑犬白耳，畜之家富贵；斑青者，识盗贼则吠；纯白，不可畜。春末夏初，犬多发狂，被啮者害人，宜预防之。

注

①下元：下焦的元气，亦指肾元。

鹿肉五月勿食，鹿血大补人血，肉不甚补反痿人阳，服药人忌食鹿肉，以其食解毒之草故也。

獐肉六、七、八至十一月食之胜羊肉，余月发风动气。

麂①肉发痼疾，以其食蛇也。

注

①麂（jǐ）：鹿科的一属，俗称麂子。

猫肉补阴血，能治痨瘵①瘫疾，瘰疬②、杨梅③、毒疮久不收口者，皆宜食。

兔肉八月至十一月可食，多食损阳。兔死而眼合者，食之害人。独目兔不可食。

獭肉伤阳，獭肝治肝积④。

注

①痨瘵（zhài）：由于痨虫侵袭肺叶而引起的具有传染性的慢性虚弱疾患，以咳嗽、咯血、潮热、盗汗及胸痛、身体逐渐消瘦为主要特征。

②瘰疬（luǒ lì）：生于颈部大小不等的核块，小者称瘰，大者称疬。

③杨梅：杨梅疮，也称梅毒。因疮的外形似杨梅，故名杨梅，是一种以阴部糜烂，外发皮疹，筋骨疼痛，皮肤起核而溃烂，神情痴呆为表现的性病。

④肝积：因多种原因导致的以右胁痛，或胁下肿块为表现的积聚类疾病。

大抵禽肝青者，兽赤足者，有岐尾者，肉落地不沾尘者，煮熟不敛水者，生而敛者，煮不熟者，禽兽自死无伤处者，犬悬蹄肉中有星如米者，羊脯三日以后有虫如马尾者，诸肉脯米瓮①中久藏者，皆有大毒，杀人。孔圣云"鱼馁②肉败不食"是也。

注

①瓮（wèng）：一种陶制盛器，小口大腹。

②鱼馁（něi）：指鱼腐烂变质。

　　鸡黄者宜老人；乌者宜产妇；具五色者尤佳。鸡六指玄，鸡白头四距，鸡并野禽，生子有八字纹者，或死不伸足、口目不闭者，俱不可食。乌鸡合鲤鱼食，生痈疽①。鸡子败血，不宜多食，小儿大忌。老鸡头，大毒腺，鸡善啼，肉毒。山鸡畜之禳②火灾。

　　雉即野鸡，损多益少。

注

①痈疽（yōng jū）：发生于体表、四肢、内脏的毒疮。证见局部肿胀、焮热、疼痛及成脓等。

②禳（ráng）：祭名，指祈祷消除灾殃、去邪除恶之祭。

　　鸭老善嫩毒，黑鸭滑肠发痢，脚气①人不可食。白鸭补虚，六月忌食。鸭目白，杀人。鸭卵多食发疾，不可合蒜、李、鳖同食。野鸭九月以后宜食，不动气。热疮久不好者，多食即好。

　　鹅发痼疾，白动气疮，发疮疖②，卵尤不可食。

66

注

①脚气：病名，又称脚弱。其证先见腿脚麻痛酸软，或挛急、肿胀，进而入腹攻心，出现呕吐不食、心悸、胸闷、神志恍惚等症状。

②疖（jiē）：皮肤局部出现红、肿、痛的小结节，逐渐肿大，呈锥形隆起。

鹌鹑，《本草》云：虾蟆化也，痢疾宜用。与猪肝同食而生黑子①；与菌同食发痔。

雀不可与诸肝酱同食，妊妇忌食。粪和干姜等分为末，蜜丸服，令人肥白。

鸽虽益人，病人服药勿食，减药力。

注

①黑子：皮肤或黏膜上的黑色雀斑。

鲤鱼发风热，五月勿食。

鳜①鱼有十二骨，每月一骨，毒杀人，犯者取橄榄仁末，流水调服即解。

白鱼发脓，有疮疖人勿食。

鲫鱼养胃，冬月宜食，春勿食，头中有虫也。子与麦门冬同食杀人。

鲭②鱼及鲊，服二术忌食。

鲥③鱼生疮发痼疾。

鲂④鱼发疮痢，忌食。

鲟⑤鱼发诸药毒，鲊不益人，合笋食患瘫痪，小儿食之成瘕。

鲈鱼多食发疝[6]癖。

注

①鳜（guì）鱼：鱼名。俗称花鲫鱼、桂鱼、季花鱼等。
②鲭（qīng）鱼：鱼名。一种身体呈梭形而侧扁的鱼。
③鲥（shí）鱼：鱼名。一种名贵食用鱼。
④鲂（fáng）鱼：鱼名。俗称三角鳊、乌鳊。
⑤鲟（xún）鱼：鱼名。
⑥疝（xuán）：腹部脐部两侧筋脉凸起急痛的疾患。

豚鱼有损无益，有大毒；浸血不尽有紫赤斑眼者，及误破肠子者，或修治不如法误染屋尘者，皆胀杀人。肝与子大毒，切忌！误犯者以橄榄汁或芦根汁解之。

鳝鱼大冷，多用生霍乱。

鲇[1]鱼、鮠鱼，皆滑肠动火。

注

①鲇（nián）鱼：即鲶鱼。

鳗鱼、鲤[1]鱼、鳖皆清热去劳[2]。背壳单棱者为鳖，双棱者为团鱼，不益人。夏月以鳗鱼室中烧之，蚊蚋即化为水。烧其头骨于床下，木虱[3]皆死。置其骨于衣箱及毡物中，断蛀虫。白鱼，一切鱼犯荆芥[4]，犯者杀人。凡鱼有异色者，皆不可食。凡鳖，目大赤足或三足，独目、白目，腹下红或生王字形，或有蛇纹者，蛇化。切不可食！

养生类要

读经典 学养生

YANG SHENG LEI YAO

前集

注

①鲡（lí）鱼：鱼名。

②劳：劳热，指各种慢性消耗性疾病中出现的发虚热现象。

③木虱：一种害虫。

④荆芥：中药名，有解表散风、透疹消疮止血的功效。

蟹性极冷，易成内伤腹痛，动风疾。背有星点，脚生不全，独螯独目，足斑目赤，腹下有毛，腹中有骨者，并杀人。

鮣①发风动气，无须者勿食。

螺大寒，解热醒酒，作泻。

蚶②利五脏，健脾。

蚬③多食发嗽，消肾。

淡菜即海壳，多食烦闷。

凡诸肉汁藏器中，气不泄者，有毒，食之令人腹胀作泻。以铜器盖，汁滴入者亦有毒。

注

①鮣（yìn）：鱼名，又称印头鱼、吸盘鱼、粘船鱼。

②蚶（hān）：一种软体动物，能够补气养血，温中健胃。

③蚬（xiǎn）：一种软体动物，有通乳、明目、利
小便和去湿毒等功效。

　　铜器内盛水过夜不可饮。
　　坛瓶内插花宿水，有毒杀人，不可饮。
　　饮食于露天，飞丝坠其中，食之喉肿生泡。
　　穿屋漏水，食之生癥瘕①。

注

①癥瘕（zhēng jiá）：病证名。腹中结块的病。

　　暑月磁器，烈日晒热者，不可便盛食物，
令人烦闷。
　　盛蜜瓶作鲊，鲊瓶盛蜜，俱不可食，令人
胀吐。
　　诸肉、鸡、鱼，经宿不再煮，勿食！作腹
胀吐泻。
　　凡祭神肉自动，祭酒自耗者，皆不可食。
　　诸禽兽脑，败阳滑精①不可食，惟牛脑益
妇人。

注

①滑精：病证名。又称"滑泄"，指夜间无梦而遗，
甚至清醒时精液自动滑出的病症。

解饮食诸毒

食豆腐中毒，萝卜汤下药可愈。

中蕈①毒，饮地浆水②解之。

中诸菜毒，用甘草、贝母、胡粉③等分为末调服及小儿溺④皆能解。

野芋毒，饮地浆水解。

诸瓜毒，煎本瓜皮汤解，或盐汤亦可。

柑毒，柑皮煎汤解，盐汤亦可。

诸果毒，烧猪骨为末，酒调服方寸匕⑤即解。

误食闭口花椒，醋解之。

误食桐油，热酒解之，干柿及甘草俱可解。

食鸡子毒，醇⑥醋解之。

注

①蕈（xùn）：生长在树林里或草地上的某些高等菌类植物，有的可食，有的有毒。

②地浆水：掘地三尺左右，在黄土层里注入新汲的水，搅混，等澄清后取出所得即是地浆水。

③胡粉：铅粉。

④溺：小便。

⑤方寸匕：古代量取中药粉的器具，约现在的一小汤匙。

⑥醇（chún）：味厚。

中诸鱼毒，煎橘皮汤或黑豆汁、芦根①、朴硝皆可解。

中蟹毒，煎紫苏汤或冬瓜汁、生藕汁皆

可解。

中诸肉毒，陈壁土一钱，调水服，或白扁豆末皆可解。

食猪肉过伤者，烧其骨水调服，或芫荽汁、生韭汁解之。诸肉伤成积，草果仁②消之。

注

①芦根：中药名，具有清热生津、除烦、止呕、利尿的功效。

②草果仁：中药名，姜科豆蔻属植物草果的果实，气味芳香，能够燥湿除寒，祛痰截疟，健脾开胃，利水消肿。

饮酒中毒，大黑豆一升煮汁，二升顿服立吐即愈。或生螺蛳、荜沉茄①煎汤并解。凡诸毒以香油灌之，令吐即解。

凡饮食后，心膈烦闷，不知中何毒者，急煎苦参汁，饮之令吐即解。或用犀角②煎汤饮之，或以苦酒煮犀角饮之俱解。

注

①荜沉茄：应为"荜澄茄"，中药名，具有温中散寒、行气止痛的作用。

②犀角：中药名，功能清热、凉血、定惊、解毒，现多用水牛角代替。

养读经典
生学养生
类
要

YANG
SHENG
LEI
YAO

前
集

诸病所忌所宜

肝病宜食小豆、犬肉、李、韭；心病宜食小麦、羊肉、杏、薤；脾病宜食粳米、葵、枣；肺病宜食黄黍米、鸡肉、桃、葱；肾病宜食大豆、豕①肉、粟②藿③、胡桃。

①豕（shǐ）：猪。
②粟：泛称谷类。
③藿：豆类植物的叶子。

有风病者，勿食胡桃；有暗风者，勿食樱桃。食之立发。

时行病后，勿食鱼鲙①及蛏②、鳝并鲤鱼，再发必死。

凡伤寒及时气病后，百日之内，忌食猪、羊肉并肠血、肥腻鱼腥诸糟物，犯者必再发，或大下痢，不可复救。五十日内忌食炙面及胡荽、蒜、韭、薤、生虾蟹等物，多致内伤，复发难治。

注

①鱼鲙（kuài）：也作"鱼脍"，生吃的鱼片。
②蛏（chēng）：一种软体动物。

疟症勿食羊肉，恐发热致重；愈后勿食诸鱼，必复发。

养生类要
读经典 学养生

养生类要

YANG
SHENG
LEI
YAO

前集

患眼者，忌胡椒、蒜、犬肉，禁冷水、冷物。挹[1]眼。不忌，则害不已。

齿病勿食枣并糖，心痛及心恙忌食獐。

患脚气忌甜瓜、瓠子、鲫鱼，其病永不愈。

黄疸忌湿面鱼、鹅、羊、胡椒、韭、蒜、炙煿、糟醋，犯之缠绵不愈而死。

咯、衄、吐血忌炙面、韭、蒜、烧酒、煎煿、腌糟海味、硬冷难化之物。

注

①挹（yì）：牵，拉。

有痼疾忌王瓜[1]、面筋、驴、马、麂、雉肉，犯者必发。

痈疖忌鸡、姜。

癞风[2]勿食鲤鱼。

瘦弱人勿食生枣。

病新瘥[3]忌薄荷，误食虚汗不止。

伤寒汗后不可饮酒，复引邪入经络。

久病勿食杏、李，加重。

产后忌食一切生冷、肥腻、滞硬难化之物，惟藕不忌，以其能破血也。

注

①王瓜：一种土瓜。

②癞风（lài fēng）：病名。麻风病的一种。

③瘥（chài）：病愈。

服药所忌

服茯苓忌醋。

服人参、地黄、何首乌忌萝卜。

服牛膝、土茯苓忌牛肉。

服黄连、桔梗忌猪肉。

服细辛、远志忌生菜。

服水银、朱砂及丹药忌牲肉、蛤蜊、猪羊血、豆粉。

服常山忌生葱、生菜、醋。

服天门冬忌鲤鱼。

服甘草忌菘菜①、海藻。

服半夏、菖蒲忌饧糖、羊肉。

服二术忌桃、李、雀肉、胡荽、蒜、鲊。

服杏仁忌粟米。

服干姜忌麦门冬、兔肉、蛤蜊、鲫鱼。

服牡丹皮忌胡荽。

服商陆忌犬肉。

服巴豆忌芦笋、野猪肉。

服乌头忌豉。

服鳖甲忌苋菜。

凡服一切药，皆忌胡荽、蒜、生冷、炙煿、犬肉、鱼鲙腥臊、酸臭陈腐、黏滑肥腻之物。

注

①菘（sōng）菜：即大白菜。

男女论

天地氤氲①，万物化醇②，男女媾精③，万物化生。此造化之本源，性命之根木也。故人之大欲，亦莫切于此。嗜而不知禁，则侵克年龄，蚕食精魄④，暗然不觉，而元神、真气⑤去矣，岂不可哀？惟知道之士，禁其太甚，不至杜绝。

注

①氤氲（yīn yūn）：指湿热飘荡的云气，烟云弥漫的样子。
②化醇：变化而精醇。
③媾（gòu）精：父精母血，交相媾合，产生后代。
④精魄：精气魂魄。
⑤真气：真元之气，由先天之气和后天之气结合而成，是维持人体生命活动最基本的物质。

虽美色在前，不过悦目畅志而已，决不肯恣其情欲，以伐性命。或问抱朴子①曰：伤生者岂非色欲之间乎？抱朴子曰：然。长生之要，其在房中，上士知之，可以延年祛病，其次不以自伐，下愚纵欲，损寿而已。是以古人如此，恒有节度：二十以前二日复，二十以后三日复，三十以后十日复，四十以后一月复，五十以后三月复，六十以后七月复。又曰：六十闭户，盖时加樽节②，保惜真元，以为身之主命。不然虽勤于吐纳导引、药饵之术，而根本不固，亦终无益。

注

①抱朴子：道教典籍，为东晋葛洪所撰。分为内、外篇，今存"内篇"20篇，论述神仙、炼丹、符箓等事，"外篇"50篇，论述"时政得失，人事臧否"。

②樽（zūn）节：意为节省，克制欲望。

《内经》曰：能知七损八益①（七者，女子之血；八者，男子之精也），则血气、精气二者可调，不知用此，则早衰之渐也。故年四十而阴气自半，起居衰矣；年五十，体重耳目不聪明矣；年六十，阴痿，气血大衰，九窍②不利，下虚上喷，涕泣俱出。故曰：知之则强，不知则老。智者有余，自性而先行，故有余。愚者不足，察行而后学，故不足。有余则耳目聪明，身体轻强，老者益壮，壮者益治。

注

①七损八益：语出《黄帝内经》，解释未明确，后世猜测有四象说、房事说、炼丹说等。其中房事

说以《天下至道谈》为核心，把七、八做计数解，指出房事中需要注意的几件有益和有害的情况。

②九窍：即指人体的两眼、两耳、两鼻孔、口、前阴尿道和后阴肛门。

盖谓男精女血，若能使之有余，则形气不衰，而寿命可保矣。不然，窍漏无度，中间以死，非精离人，人自离精也。可不戒哉！养生之士忌其人者有九，或年高大，或唇薄鼻大，或齿疏发黄，或痼疾，或情性不和，沙苗强硬，或声雄，或肉涩，肢体不膏，性悍妒忌，皆能损人，并不宜犯之忌。其时者十有一，醉酒饱食，远行疲乏，喜怒未定，女人月潮①冲冒寒暑，疾患未平，小便讫，新沐浴后犯毕出行，无情强为，皆能使人神气昏愦，心力不足，四肢虚羸，肾经怯弱，七情不均，万病皆作。持宜慎之。

注

①月潮：指月经期。

至于天地晦冥，日月薄蚀，疾风豪雨，雷电震怒，此阴阳大变，六气失常之时，犯之不惟致疾，且亵污神明，生子形必不周，生亦不育，育亦不寿。嗟乎！帏箔之情，易绍而难断，不可不以智慧决也。佛书曰：诸苦所困，贪欲为本，贪欲不灭，苦亦不灭，苦不灭则生灭，养生者焉可不以智慧决哉？

补阴丸

丹溪谓：人阳常有余，阴常不足[1]，宜常补其阴，使阴与阳齐，则水升火降。人惟以肾气为本，故此方专滋培肾水[2]，此丹溪前贤之法天也。

黄柏（去皮，盐酒炒）　知母（去皮，盐酒炒）龟板（去弦酥炙，各二两净）　怀庆熟地黄（酒蒸九次，晒干，五两）　锁阳（酥炙，二两）　甘州枸杞子（去梗，三两）　北五味子（去梗，一两）白芍药（酒炒）　天门冬（去心，各二两）　干姜（炒紫色，三钱，冬月五钱）

上为细末，炼蜜为丸，如梧桐子大。每服八九十丸，空心炒盐汤送下，冬月温酒。不饮酒者，清米汤亦可。

理脾胃加山药、白术、白茯苓各二两，陈皮一两；固精加牡蛎（煅童便淬[3]）七钱、山茱萸肉二两、白术七钱；壮暖腰膝加虎胫骨（酥炙）、汉防己（酒洗）、牛膝（去芦酒洗）各一两。

（经验）滋补诸方，士夫君子日用，延年益寿，接补以跻[4]期颐[5]地仙也。

注

①阳常有余，阴常不足：中医学术语。元代医家朱

读经典 学养生

养生类要

YANG
SHENG
LEI
YAO

前集

丹溪提倡的一种论说。阴指精血，阳指气火，他认为精血是生命活动的物质基础，不断消耗，易损难复，故阴常不足；不注意保养精血，嗜酒纵欲，伤戕过度，则阳气易亢，虚火妄动，故阳常有余。阴虚阳亢，则百病丛生，故主张保重精血以维持身体阴阳的相对平衡，创立"滋阴派"。

②肾水：即肾阴。全身阴液的根本，对机体有滋润、宁静、成形和抑制过度阳热等作用。

③淬（cuì）：把烧红了的铸件往水或油或其他液体里一浸立刻取出来，用以提高合金的硬度和强度的方法。

④跻（jī）：登，上升。

⑤期颐：人活到一百岁。

🥣 补天大造丸

专培养元气①，延年益嗣，壮阳光②、温坎水③、降离火④，为天地交泰。若虚劳房室过度之人，五心烦热⑤，服之神效。平常之人，四十以后尤宜常服，接补真元⑥以跻上寿。

注

①元气：生化动力之源，包括元阴和元阳之气，禀受于先天而赖后天滋养，由先天之精所化。

②光：阳气。指肾阳。

③坎水：八卦中坎位为水，即坎水。

④离火：八卦中离位为火，即离火。

⑤五心烦热：指两手两足心发热，并自觉心中烦热。

⑥真元：指肾所藏之元气。

紫河车①一具，取首生男胎者佳；如无，得壮盛妇人者亦好。先用鲜米泔②，将河车轻轻摆开，换洗米泔五次，不动筋膜，此乃初结之真气也。只洗净，有草屑轻手取去，将竹器盛于长流水中浸一刻，以取生气。提回以小瓦盆盛于木甑内蒸，自卯辰蒸起，至申酉时止，用文武火③缓缓蒸之极烂如糊，取出先倾自然汁在药末内略和匀，此天元正气汁也。河车放石臼内，木杵擂④一千下，如糊样，通前药汁末同和匀，捣千余杵，集众手为丸，此全天元真气。以人补人最妙，世所少知。医用火焙⑤酒煮，又去筋膜，大误！又入龟板，尤误，故特表而出之。

 注

①紫河车：中药名。即人的胎盘。
②泔（gān）：淘米水。
③文武火：文火，火力小而弱；武火，火力大而猛。
④擂：研磨。
⑤焙（bèi）：用微火烘烤。

厚川黄柏（去粗皮，酒炒，一两）　川杜仲（去粗皮，酥炙断丝，一两五钱）　川牛膝（酒浸，去芦，一两五钱）　当归身（酒洗，一两）　淮熟地黄（酒蒸九次，忌铁，二两）　天门冬（去皮心，一两半）　淮生地黄（酒浸，一两半）　麦门冬（去心，一

养生类要

读经典 学养生

养生类要

YANG
SHENG
LEI
YAO

前集

两五钱)（以上四味，另用酒煮烂捣膏） 陈皮（去白，净七钱半） 白术（去芦炒，一两） 五味子（去梗，七钱） 小茴香（炒，七钱） 枸杞（去梗，一两）干姜（炮黑，二钱） 侧柏叶（采取嫩枝隔纸炒干，二两）

骨热加牡丹皮（去心）、地骨皮（去心）、知母（去皮）各一两酒炒；血虚加当归、地黄（加一倍）；气虚加人参、黄芪（蜜炙）各一两；妇人去黄柏，加川芎、香附、细实条芩俱酒炒各一两。

上药各择精制，各秤净为末，不犯铁器，用前蒸熟河车，捣烂并汁和为丸。若河车肥大，量加些药末，不必用蜜丸，如梧桐子大。每服百丸，空心米汤下，有病一日二服。按：此方比古方用之更效。若禀气虚或斫丧[1]太过、太早者，尤宜用之。

注

①斫（zhuó）丧：摧残，伤害。

四物汤

治男妇[1]血虚诸症，为妇人之总药。

川芎　当归　白芍药　熟地黄（各等分）

上用姜一片，水煎服。兼有他症，照古法[2]加减用。

注

①男妇：男子和女子。

②古法：传统的方法。

四君子汤

治男妇气虚，脾胃诸症。

人参（一钱五分）　白术（三钱）　白茯苓（二钱）　甘草（一钱）

上用姜枣煎，食远服[①]。兼有他症，照古法加减用。

注

①食远服：即距离正常进食时间较远时服药。

八物汤

气血虚用。即前二方合用，兼症亦照古法加减用。

十全大补汤

治男妇诸虚不足，五劳七伤。生血气，补脾胃。即前八物汤一两，加黄芪一钱二分，肉桂八分，姜枣煎服。

补中益气汤

治劳倦伤脾，喜怒忧恐，耗损元气，荣卫

养生类要

读经典 学养生

养生类要

YANG
SHENG
LEI
YAO

前集

不调，乃生寒热，皆脾胃之气不足，此方主之。

黄芪（一钱五分）　人参（一钱二分）　甘草（七分）（以上三味除湿热、烦热之圣药也）白术（一钱）　当归身（一钱）　陈皮（七分）升麻　柴胡（各五分）

上用姜一片，枣一枚煎服。兼症照东垣法加减用。

🥣 人参饮

人遇劳倦，辛苦过多，即服此方，免生内伤、发热之病，主于补气。

黄芪（蜜炙，一钱半）　人参（一钱半）甘草（炙，七分）　陈皮（一钱，去白）　白术（一钱二分）五味子（二十粒，打碎）　麦门冬（去心，一钱）

上用生姜二片，大枣二枚，水一钟半，煎八分，食前服。劳倦甚加熟附子四分。

🥣 当归饮

人遇劳心思虑，损伤精神，头眩目昏，心虚①气短，惊悸②烦热，即服此方，补血为主。

人参（一钱五分）　当归身（一钱五分）麦门冬（一钱）　五味子（十五粒）　白芍药（酒炒，一钱）　山栀（五分）　白茯神（去皮心，一钱）酸枣仁（炒，一钱）　生地黄（五分，姜汁洗）

甘草（炙，五分）　　陈皮（五分）　　川芎（五分）

　　上用姜二片，枣一枚，水一钟半，煎八分食远服。

①心虚：心中空虚，多因心血不足，心气衰弱，心神失养所致。

②惊悸：病人心中悸动不安，甚则不能自主的一种自觉症状，每因情绪波动或劳累而发作。

补阴散

　　即滋阴降火汤。治阴虚火动①，盗汗②发热，咳嗽吐血，身热脉数，肌肉消瘦，少年、中年酒色过伤，成痨者服之极效。

　　川芎（一钱）　　当归（一钱三分）　　白芍药（一钱三分）　　熟地黄（一钱）　　黄柏（七分，蜜水浸，火炙）　　知母（一钱，蜜水拌炒）　　生地黄（五分，酒洗）　　甘草（炙，五分）　　天门冬（一钱，去心皮）　　白术（炒，一钱二分）　　陈皮（去白，七分）　　干姜（炒紫色，三分）

①阴虚火动：中医证型。由于阴虚不能制阳，致使阳相对亢盛发展而成阴虚火动证，表现为咽干口燥、心烦易怒、轰热升火、舌质红绛等。

②盗汗：中医证名。指入睡后出汗，醒后即止。

上用生姜三片，水一钟半，煎八分，空心服。加减于后：

咳嗽盛，加桑白皮（蜜炒）、马兜铃各七分，五味子十粒。

痰盛加半夏（姜制）、贝母、瓜蒌仁各一钱。

盗汗多加牡蛎、酸枣仁各七分，浮小麦一钱。

潮热①盛加沙参、桑白皮、地骨皮各七分。

梦泄②遗精加龙骨、牡蛎、山茱萸各七分。

赤白浊③加白茯苓一钱、黄连三分。

衄血、咳血出于肺也。加桑白皮一钱、黄芩、山栀各五分炒。

涎血④、痰血出于脾也。加桑白皮、贝母、黄连、瓜蒌仁各七分。

呕血、吐血出于胃也。加山栀仁（炒）、黄连、干葛、蒲黄（炒）各一钱，韭汁半盏，姜汁少许。

咯血、唾血⑤，出于肾也。加桔梗、玄参、侧柏叶（炒）各一钱。

①潮热：证候名。指发热如潮讯而有定时。

②梦泄：中医病名。以梦交而精液遗泄为主要表现，遗精的一种。

③赤白浊：中医病证名，白浊与赤浊的合称。赤浊，指小便混浊色赤，或尿道口滴出浊物挟血，尿时有灼热刺痛感，小便不赤。白浊，指小便色白混浊，

或尿道口滴出白色浊物，小便涩痛明显，但尿不混浊。

④涎血：指涎液中带血。

⑤唾血：指血随唾液而出。

　　如失血症，或吐衄盛大者，宜先治血。治法：轻少者，凉血止血；盛大者，先消瘀血，次止之，凉之。盖血来多，必有瘀于胸膈者，不先消化之则止之、凉之，不应也。葛可久①方宜次第②捡用，内惟独参汤，只可施于大吐血后。昏倦脉微细，气虚者，气虽虚而复有火，可加天门冬三四钱，或如前所云。阴虚火动，潮热盗汗，咳嗽脉数者，不可用参。说见《本草集要》③人参条下，盖此病属火，大便多燥，然须节调饮食，勿令泄泻④。若胃气复坏，泄泻稀溏，则前项寒凉之药又难用矣，急宜调理脾胃，用白术、茯苓、陈皮、半夏、神曲、麦芽、甘草等药。俟胃气复，然后用前本病药收功，后可常服补阴丸及葛可久白凤膏等药。

注

①葛可久：元代医学家，名干孙。其学熟谙刘河间、张从正之说，治劳损吐血诸证尤富经验，著有《十药神书》，载十个治疗虚劳吐血方。

②次第：依次，按照顺序或依一定顺序，一个接一个。

③《本草集要》：药学著作。共八卷，明代王纶撰，将明以前医药典籍中所载药物及药学理论加以集

要整理，共分三部。

④泄泻：中医病名。指因感受外邪，或被饮食所伤，或情志失调，或脾胃虚弱，或脾肾阳虚等原因引起的以排便次数增多，粪便稀溏，甚至泄如水样的病症。

🥣 柴前梅连散

治骨蒸①劳热②，三服而除。

柴胡　前胡　乌梅　胡黄连（各等分）

上每服四钱，加猪胆汁一枚，猪脊髓一条，韭白、童便煎服。

注

①骨蒸：病证名，蒸病的一种。因形容其发热自骨髓透发而出故名。多因阴虚内热所致，症见潮热、盗汗、喘息无力、心烦少寐、手心热、小便黄等。

②劳热：病证名。指由气血亏虚或阴衰阳虚等致发热。

🥣 地仙散

凡人年四十以下患劳怯①，且不必补，只先退潮热，调理可愈。此方退潮热如神方，外有接天梯之术，宜先用此方。

地骨皮（二钱半）　防风（一钱五分）　薄荷叶（一钱一分）　甘草梢（炙，一钱）　乌梅（七分半）

上用水煎三次，午后顿服②。

注

①劳怯：病证名。阴虚内热性质的虚劳病证。

②顿服：一次性服下。

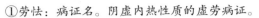 **六味地黄丸**

治肾气虚损，形体憔悴，寝汗①潮热，发热，五脏齐损，瘦弱虚烦，骨蒸痿弱，下血。亦治肾消，泄泻，赤白浊俱效。

山药（姜汁炒，四两）　山茱萸（去核净肉，四两）　白茯苓（去皮）　泽泻（去毛）　牡丹皮（去木，各三两）　怀庆熟地黄（酒蒸，八两）

上为末，炼蜜为丸如梧桐子大，每服八九十丸，空心白汤送下。

加附子（制）、桂心各一两，名八味丸，治下部虚寒。

注

①寝汗：即盗汗，眠中出汗，醒时即消。

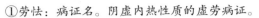 **人参固本丸**

清金①补水②，养血滋阴。

天门冬（去心）　麦门冬（去心）　生地黄　熟地黄（俱怀庆③者各二两，四味熬膏，晒干取净末四两）　人参（去芦，一两）

上为末，炼蜜为丸如梧桐子大，每服

养生类要

读经典 学养生

养生类要

YANG
SHENG
LEI
YAO

前集

八九十丸，空心白汤送下。按：古方四味酒煮，捣膏，人参末和丸，不能用蜜，且渣滓泥膈，胃弱、痰火人，用多作痞闷④。今易此法甚效，或加黄柏、知母、枸杞子各一两，五味子五钱尤妙。

注

①清金：清法之一。即清肺热。

②补水：补法之一。即补肾阴。

③怀庆：一个历史上的行政区域，大致相当于现在的河南省焦作市、济源市和新乡市的原阳县，地黄为此地的道地药材，质量最佳。

④痞闷：即痞满。由于脾胃功能失调，升降失司，胃气壅塞，表现为以脘腹满闷不舒为主症，以自觉胀满、触之无形、按之柔软、压之无痛为特点。

🥣 秋石四精丸

治肾虚盗汗腰痛。

秋石（童便炼者佳）　白茯苓（上白结实者，先去皮，人乳浸三日）　芡实（去壳）　莲肉（去心，各二两）

上为末，红枣十二两，煮去皮核，捣膏为丸如梧桐子大，每服八九十丸，空心酒下。一方有山药、薏苡仁、小茴香各一两，名七精丸，治症同上。

🜲 安神定志丸

清心肺，补脾肾，安神定志，消痰去热。堂阁勤政劳心，灯窗读书刻苦，皆宜服之，累用奇效。

人参（一两五钱）　白茯苓（去皮）　白茯神（去心）　远志（去心）　白术（炒）　石菖蒲（去毛，忌铁）　酸枣仁（去壳炒）　麦门冬（去心，各一两）　牛黄（一钱，另研）　辰砂（二钱五分，草伏水飞，另研为衣）

上为末，龙眼肉四两熬膏，和炼蜜三四两为丸，如梧桐子大，朱砂为衣。每服三十丸，清米汤下，不拘时，日三服。

🜲 八宝丹

平调气血，滋补五脏。

何首乌（赤白各一斤，竹刀刮去粗皮，米泔水浸一宿，用黑豆二斗，每次三升二合，以水泡涨，每豆一层在底，何首乌一层在上，重重铺毕，用砂锅、柳木甑蒸之，以豆熟为度，拣去豆晒干又蒸，如此九次，将何首乌晒干为末听用）

赤茯苓（用竹刀刮去粗皮，木槌打碎为末，用盆盛水，将药倾入盆内。其筋膜净水上者去之，沉盆底者留用。如此三次。湿团为块，就用黑牛乳五碗放砂锅内，慢火煮之，候乳尽入茯苓内为度。仍晒研为细末，净用一斤）

白茯苓（制如上法，用人乳煮，候煮乳尽，晒干为末，净用一斤）

怀庆山药（姜汁炒为末，净用四两）

川牛膝（去芦酒浸一宿，待何乌蒸至七次，再将牛膝同铺豆上，蒸二次，研为细末，净八两）

川当归（酒浸一宿，晒干为末，净用八两）

破故纸①（用黑芝麻如数同炒，芝麻熟为度，去芝麻，将故纸研为细末，净四两）

甘州枸杞（去梗晒干，为末，净用八两）

菟丝子（去砂土净，酒浸生芽捣为饼，晒干为末，净用八两）

一方有杜仲（去粗皮，姜汁炒，断丝为末，净八两）

上药不犯②铁器，各为末，称足和匀，炼蜜为丸。先丸如弹子大，一百五十丸。每日三丸，空心酒浸下一丸，午前姜汤浸下一丸，晚下盐汤浸下一丸，余药丸如梧桐子大，每服七八十丸，空心盐汤或酒送下。此药乌须黑发，延年益寿，专治阴虚阳弱无子者，服半年即令有子，神效。忌黄白萝卜、牛肉。

①破故纸：中药名。即补骨脂。
②不犯：犯，触发。此处指不要接触铁器。

加味坎离丸

能生津益血，升水降火，清心明目。盖此方取天一生水，地二生火①之意，药轻而功用大，久服而取效速，王道之药，无出于此。上盛下虚②之人服之极效。

川芎（大而白者洗净，小的不用）　当归（全用好酒浸三日，洗净晒干）　白芍药（好酒浸一日，切片晒干）　甘州枸杞子（去梗）　女真实（即冬青子，冬至日采蜜水拌，九蒸九晒，净，各四两）　怀庆熟地黄（八两，一半用砂仁一两，以绢袋盛放罐底，用酒二碗煮干，去砂仁不用，一半用白茯苓二两研末，如前用酒一碗煮干，去茯苓不用）　甘菊花（去梗叶，家园者，野菊花不用，净二两）　厚川黄柏（去粗皮，净八两，二两酒浸，二两盐水浸，二两人乳浸，二两蜜浸，各一昼夜，晒干炒褐色）　知母（肥大者八两，四制与黄柏同）

上九味，修制如法，合和一处，铺开日晒夜露三昼夜，取天地之精，日月之华，再为细末，炼蜜为丸如梧桐子大。每服八九十丸，空心滚水打，炒盐汤送下。

注

①天一生水，地二生火：天一生水，即坎卦，乾的中爻落于坤宫；地二生火，即离卦，坤的中爻上于乾殿。

②上盛下虚：中医证型。指人体上部邪气盛，下部
　　正气虚。

十精丸

补虚明目。予每合自用，极效。

甘菊花（家园者，去梗叶净）　石斛（去根）
五加皮（去木洗）　柏子仁（去壳炒）　菟丝子（去
土酒煮，捣饼晒干）　白术（土炒）　肉苁蓉（去
心膜）　川巴戟（去心）　人参（去芦）　鹿角
胶（各二两）

上为末，将鹿角胶酒化开，加炼蜜为丸，
如梧桐子大。每服九十九丸，空心滚白汤送下。

太极丸

人身五脏配天五行，一有不和，则为灾疾。
药有五味，各主五脏，可使调和，故曰太极。

黄柏（属水，主滋肾水，若以坚精，去皮，盐
酒浸三日，炒褐色为末，净三两六钱）

知母（属金，主清润肺金，若以降火，佐黄
柏为金水相生①，去皮，酒浸一宿，炒干为末，净二
两四钱）

破故纸（属火，主收敛神明，能使心包之火与
命门火②相通，故元气坚固，骨髓充实，盖涩以去脱
也。新瓦炒香为末，净二两八钱）

胡桃仁（属木，主润血气，凡血属阴，阴恶燥，

养生类要

读经典学养生

YANG
SHENG
LEI
YAO

前集

故用油以润之，佐故纸有木火相生之妙。方书云：黄柏无知母，胡桃仁无故纸，犹草木之无叶也。去皮待各药末成，研如泥，净三两二钱，和入众药内）

砂仁（属土，醒脾开胃，引众药下，补丹田，香而能窜，和合五脏，冲和之气，如天地以土为冲气也。去壳将五钱用川椒一两同炒透，去椒不用。又用五钱不炒，共为细末，净一两）

上五味，各制为末，如法和匀，炼蜜为丸，如梧桐子大。每服七十丸，用滚白汤或酒随意，送下，早晚各一服，服久效不可言，服至终身，成地仙矣。膏粱③痰火人不宜用。

①金水相生：同时治疗肺阴虚和肾阴虚的方法。五行之中肺属金，肾属水，肺金与肾水为母子关系，生理、病理均相互影响，故治宜肺肾同治。

②命门火：即肾阳。生命本源之火，是性功能和生殖能力的根本，还能温养五脏六腑，与人的生长、发育、衰老有密切关系。命门，先天之气蕴藏所在，人体生化之来源。

③膏粱：肥肉和细粮，指精美的饮食，代指富贵生活。

🍵 四灵丹

好松脂（透明者一斤四两，以无灰好酒砂锅内，桑柴火煮，数以竹杖搅稠黏，住火以瓦瓶盛水，投内结块，又复以酒煮之一日，如此九遍煮，三日共

计二十七遍，其脂莹然如玉，入口不苦涩为度，捣为细末，净用十二两，凡煮不宜酒少，少则易焦，酒耗大半即可）

白茯苓（去皮筋为末，净八两）

甘菊花（菜园味甘者，野菊不用，去梗叶为末，净用八两）

柏子仁（去壳净炒，去油为末，净用八两）

怀庆熟地黄（取肥大沉水者晒干，称八两足，以清酒洗净，蒸半日捣如泥）

上为末，与地黄和匀，炼蜜为丸如梧桐子大，每服七十二丸，空心好酒送下。凡修合，必择天医[1]黄道吉日，勿令妇人、鸡、犬见。服药亦择吉日，此方出《摄生众妙方》[2]，内云是荥阳王都宪[3]所传。公在陕西得之，戌年九十余，自幼服此方，精力倍加，胃气强健，饮食日增，寿故弥长，秘而不传。公恳得之，如法修服，不问寒暑，亦获奇效。

①天医：天医位，八宅风水的吉位。
②《摄生众妙方》：医方著作。明代张时彻辑，共十一卷，汇辑诸方，分为通治诸病、危病、补养、诸风、伤寒、感冒等47门。
③都宪：明代都察院、都御史的别称。

滋肾丸

平补气血，滋阴降火。少年、气血素弱人服极效，女人亦宜。

川芎（一两）　当归身（酒浸烘干，二两）白芍药（酒炒，二两）　怀熟地黄（二两）人参（去芦，二两）　白术（陈土炒，二两）　白茯苓（去皮，二两）　甘草（炙，一两）　黄柏（去粗皮，童便浸炒，二两）　知母（去皮，蜜水拌炒，二两）　甘州枸杞（去梗，二两）　牛膝（去芦，酒洗二两）　赤白何首乌（黑豆蒸七次，各四两）

上为末，炼蜜为丸，如梧桐子大。每服九十丸，空心淡盐汤下。

大补阴丸

温补下元，滋阴降火。酒色人年五十以上服之极效。

川黄柏（去粗皮，净四两，一两盐酒浸炒，一两蜜水浸炒，一两童便浸炒，一两醋浸炒，俱炒褐色，勿焦）　知母（去皮，四两，四制同黄柏）　鹿角胶（二两）　鹿角霜（四两）　龟板胶（二两）龟板霜（四两）　牛胆槐子（净八两，腊月装入牛胆，至仲春取出听用）　女真实（即冬青子，冬至月采，蜜水九蒸九晒，四两）　虎胫骨（一两，酥炙）　熟地黄（怀庆者四两）　山茱萸（去核，二两）　北五味子（去梗，一两）　锁阳（一两）

干姜（炒黑，三钱）　雄猪脊髓（一条）

上为末，炼蜜一斤，先将龟鹿胶化开和为丸，如梧桐子大。每服九十丸，空心煨盐汤送下，一方有乌药叶四两。

加味琼玉膏

补血益损，清金水以滋化源，老少虚损极效。

怀生地黄（四斤）　白术（四两）　白茯苓（十五两）　人参（六两）　甘州枸杞子（半斤，净去梗）　天门冬（去心，净半斤）　麦门冬（去心，净半斤）

上先以地黄酒洗净，用水四碗浸一昼夜，捣取自然汁，和蜜三之一。以参、苓等药先为末，拌入蜜与地黄汁内，用瓶贮，与纸三十重，并箬①包其口，用桑柴火蒸煮三昼夜，取出再换蜡纸，包封十数重，沉井底一昼夜取起，再如前煮半日。每日清晨食远白汤点服。清肺健脾，养血润燥，须于鸡犬不闻处制之，其蜜用生绢滤净，地黄勿犯铁。

注

①箬（ruò）：一种竹子，叶大而宽，可编竹笠，又可用来包粽子。

山精丸

健脾除湿，去火消痰神效。

苍术（二斤，茅山者先用米泔水浸三日，用竹刀刮去粗皮，阴干）　桑椹（紫熟者一斗，取自然汁，去渣将苍术浸入汁内令透，取出晒干，又浸又晒，如此者九次，用木臼[①]捣为细末）　甘州枸杞（一斤，去梗）　地骨皮（去木土，一斤）

上并晒为末，与苍术末和匀，炼蜜为丸弹大，每服二丸百沸汤下。按：此方强脾益肾，老少俱效。

注

①臼（jiù）：舂米的器具，用石头或木头制成，中间凹下。

还元丹

养脾补肾最妙，老人尤宜常服，脾泄[①]、肾泄[②]俱效。

山药（姜汁炒）　白茯苓（去皮）　小茴香　薏苡仁（炒）　莲肉（去皮心）　砂仁（炒）　神曲（半斤）　粉草（半斤，二味共炒一时，不可焦）

上为末，用黄牛胎犊一条，一斤以下者佳，熬膏入糯米粉四两，和成硬糊样，为丸弹大。每服大人二丸，小儿一丸，饥时饮汤嚼下。按：此方脾肾要药，功效甚大，不能尽述。

养生类要

读经典 学养生

YANG
SHENG
LEI
YAO

前集

注

①脾泄：病证名。指泄泻因于脾病者，兼肢体重着、脘腹不适、面色虚黄等。

②肾泄：病证名，又名五更泻。因肾元不足致泄泻日久不愈，常在黎明前腹痛、肠鸣、泄泻。

玉柱杖（一名一秤金，一名小接命）

填精益肾，乌须黑发，延年益寿，方士以此为服食。

没石子（五钱）　沉香（二钱）　大茴香（三钱）　槐子（三两）　五加皮（三两）　枸杞子（三两）　破故纸（新瓦炒，三两）　怀熟地黄（三两）

上药共一斤，胡桃肉一斤，白糖半斤，共为末，炼蜜一斤为丸如弹大。每服二丸，空心盐汤化下。按：此补肾为主，须发虽不即黑，而润泽不燥尤为妙也。西北高燥人宜常服。

二至丸

清上补下第一方，价廉而功极大，常服累有奇效。冬至日取冬青子，不拘多少，阴干以蜜酒拌透，合一昼夜，粗布袋擦去皮，晒干为末，新瓦瓶收贮，待夏至日取旱莲草数十斤，捣自然汁熬膏，和前药末为丸，如梧桐子大。每服百丸，临卧时酒送下，其功甚大。初服便能使老者无夜起之累，不旬日使膂力①加倍，又能变白须发为黑，理腰膝，壮筋骨，强阴，不走酒色。痰火人服，尤更奇妙。

注

①膂（lǚ）力：体力；力气。

 **天门冬膏**

　　滋阴降火，清肺补肾，充旺元阳。昔有一王子，单服此膏，连生三十二子，寿年百岁，行步轻健，耳目聪明如童子。

　　用天门冬拣去枯坏者十五斤，用温水润透，去皮心净晒干，用净肉十斤捣碎，每斤用水五碗，共五十碗，入铜锅慢火煮干，三停之二，用布绞净，将渣再捣烂，用水三十碗再熬，约减大半，又以布绞净去渣不用，将前后二汁和一处，文武火熬至滴水不散，似稀糊样，取起出火毒三日，以磁罐收贮，封固。每日空心上午下午先挑膏半盏，在碗内以滚白汤调开服之。冬月用酒服，有痰用淡姜汤调服。大抵此膏最宜酒色过度之人，常服极好。上焦热，有痰，食后多服一次；下焦热，小便赤涩，空心多服一次。按：此方肺肾之药，清金补水果妙。

 **十珍膏**

　　补养血气，调理脾胃，清肺滋肾，寻常预服调补及大病后调补要药。

人参（去芦，八两）　白术（洁白者佳，苍黑不用，净一斤）　川归身（酒洗净去头尾，烘干，净用八两）　黄芪（去芦梢，八两）　天门冬（去心，净八两）　麦门冬（去心，净八两）　怀生地黄（肥大沉水者，不枯者）　熟怀地黄（肥大沉水不枯者，各十两）　甘州枸杞子（去梗，八两）　北五味子（去梗，四两）

上药切片制净，入铜锅内用水浸，高于药二寸，文武火熬至药面上无水，以新布绞取清汁，另放。将渣入臼内捣如泥下锅内，仍用水高二寸，再熬，候药面上水干，又绞取清汁。将渣又捣又熬，如此三次，以渣无味为度。去渣不用，将前后三次药汁再入锅内，文火熬如稀糊样，下炼蜜八两再熬二三沸，收起。隔宿必有清水浮上，亦宜去之，其膏放井水缸内出火毒三日，每服半盏，滚白汤空心食远时调服，一日二次，极有奇效。

🥣 何首乌丸

补益肾肝，聪耳明目，却病[1]延寿，第一药也。

何首乌赤白各半，不拘多少。用砂锅柳木甑蒸，下用红枣一层，中用黑豆一层，再安何首乌于豆上。又用黑豆一层，红枣一层盖之。慢火蒸半日，以豆极烂为度，将何首乌乘热捣

读经典 学养生
养生类要

YANG
SHENG
LEI
YAO

前集

碎，晒干为细末。每药末一斤，用干菊花去梗叶，另为末二两和匀，以人参固本丸料，熬膏和为丸，如梧桐子大。每服九十九丸，空心白汤送下。按：此方予自合服，累有奇效，不能尽述。

注

①却病：指消除病痛。

🥣 长春丹

治症同前。

何首乌（用水浸去粗皮，竹刀切片，赤白各三斤，黑豆拌蒸晒九次，为末，净二斤）　仙茅（竹刀去芦，刮去毛，粳米泔浸去皮，黑豆拌蒸晒九次，净末二斤）　白茯苓（去皮为末，水飞去筋，取沉底，晒干用，粳米铺底放上蒸三次，研，净末一斤）茅山苍术（米泔水浸去粗皮，切片，老米拌蒸晒九次）牛膝（去芦酒浸一宿，同何乌蒸三次，净末，各一斤）

上各为末和匀，炼蜜为丸如梧桐子大，每服百丸，空心滚白汤下。忌牛肉、萝卜、葱、蒜。按：此方即仙茅丸。一云加桑椹汁一斤，拌苍术末尤妙，中年以后服极效。

🥣 神仙长春广嗣丹（又名保命延龄丹）

昔日通真子奏进此方，治男子五劳七伤，颜貌衰朽，形体羸瘦，中年阳事不举，精神短

读经典 学养生

养生类要

YANG
SHENG
LEI
YAO

前集

少，未至五旬，须发先白，左瘫右痪，步履艰难，妇人下元虚冷①，久不孕育，累经奇验。

人参（去芦，一两）　天门冬（去心，一两）怀山药（姜汁炒，二两）　当归（酒洗，一两）泽泻（去毛，一两）　怀生地（二两）　怀熟地（二两）川巴戟（去心，二两）　川牛膝（去芦，酒浸，晒干，二两）　山茱萸（去核，一两）　肉苁蓉（酒洗，去心膜，晒干，三两）　菟丝子（酒洗去土，仍用酒蒸，捣饼晒干，四两）　远志（去芦，甘草汤泡，去心，三两）　赤石脂（另研，一两）　白茯苓（去皮，一两）　川杜仲（去粗皮，姜汁炒、断丝，二两）甘州枸杞子（去梗，三两）　地骨皮（去木，洗去土，净二两）　车前子（去土，一两）　石菖蒲（去毛一寸，九节者为佳，铜刀切片炒，一两）　柏子仁（去壳炒，一两）　广木香（一两）　川椒（去目梗，闭口者，炒出汗，净二两）　覆盆子（去梗，一两）　北五味子（去梗，一两）

上药二十五味，合五五之数，共为末，炼蜜为丸如梧桐子大。每服三十丸，空心上午、下午各用温酒送下，日进三服，服药十日，小便杂色是旧疾出也。又十日后，鼻头酸，言语雄壮，胸中疼痛，咳嗽吐脓，形色不衰，是肺病出也。一月后，腹中一应七情、气滞脾胃、劳倦沉寒、痼冷诸疾皆退。百日后，容颜不衰，须发变黑，齿落更生，老弱亦能康健，目视十里，力加百倍，行路不倦，寿箅②延长，却病多子。

邵真人传施此方，吾徽郡数十人服皆获延年多子之效，兹不尽录。

注

①下元虚冷：指肾阳虚，女子宫寒不孕等。
②寿箅（suàn）：寿数，年寿。

延龄育子丸

治少年斫丧，中年无子，妇人血虚不能孕育。此方一料，夫妇齐服，服尽即孕。累经奇验，决不食言。

天门冬（去心，五两）　麦门冬（去心，五两）　怀生地黄　怀熟地黄（肥大沉水者，各五两）人参（去芦，五两）　甘州枸杞子（去梗）　菟丝子（净洗，酒蒸捣饼晒干，五两）　川巴戟（去心，五两）　川牛膝（去芦，酒洗净，五两）　白术（陈土炒，五两）　白茯苓（去皮，牛乳浸晒，五两）白茯神（去皮心，人乳浸晒，五两）　鹿角胶（真者，五两）　鹿角霜（五两）　柏子仁（炒去壳，净五两）山药（姜汁炒，五两）　山茱萸（去核，净五两）肉苁蓉（去内心膜，五两）　莲蕊（开者不用，净五两）　沙苑蒺藜（炒，五两）　酸枣仁（炒净，二两）　远志（去芦，甘草灯心汤泡，去心，净二两）北五味子（去梗，二两）　石斛（去根，二两）

105

读经典 学养生

养生类要

YANG
SHENG
LEI
YAO

前集

上药二十四味，合二十四气，一百单八两，合一年气候之成数，为生生不息之妙。

各制净为末，将鹿胶以酒化开，和炼蜜为丸，如梧桐子大。每服男人九十丸，妇人八十丸，空心滚白汤下。忌煎炙、葱、蒜、萝卜。按：此方南人服效。

🥣 秘传六神丸

固真育子，累有奇效。

莲蕊须（未开者佳，渐采渐晒，勿令黑，净用四两）　生芡实（大者五百个，去壳）　龙骨（煅，五钱）　山茱萸（鲜红者去核，净肉三两）　覆盆子（净二两）沙苑蒺藜（炒四两，要真者，假的不效）

上先将蒺藜捣碎，水熬膏，滤去渣，其渣仍晒干，和众药为末，炼蜜和蒺藜膏为丸，如梧桐子大，每服九十丸，空心煨盐汤下。按：此方北人服效。

🥣 延龄育子龟鹿二仙胶

此方伦于嘉靖巳亥年八月，从游湖州陆声野先生门下，业就，南归杭城，得遇异人所授。专治男妇真元虚损，久不孕育，或多女少男。服此胶百日即能有孕，生男应验神速，并治男子酒色过度，消铄①真阴。妇人七情伤损血气，诸虚百损，五劳七伤，并皆治之。

鹿角（用新鲜麋鹿胶角，解的不用，马鹿角不用，去角梢，脱骨二寸，截断劈开，净用十斤）　龟板（去弦，洗净 五斤，捶碎）

上二味袋盛，放长流水内浸三日，用铅坛一只。如无铅坛，底下放铅一大片亦可，将角并板放入坛内，用水浸高三五寸，黄蜡三两封口，放大锅内，桑柴火煮七昼夜。煮时坛内一日添热水一次，勿令沸起，锅内一日夜添水五次，候角酥取出，洗滤净去渣，其渣即鹿角霜、龟板霜也。将清汁另放，外用人参十五两，枸杞子三十两，用铜锅以水三十六碗，熬至药面无水，以新布绞取清汁，将渣石臼木槌捣细，用水二十四碗又熬如前，又滤、又捣、又熬，如此三次，以渣无味为度。将前龟、鹿汁并参、杞汁和入锅内，文火熬至滴水成珠不散，乃成胶也。候至初十日起，日晒夜露至十七日，七日夜满，采日精月华之气。如本月阴雨，缺几日，下月补晒如数，放阴凉处风干。每服，初一钱五分，十日加五分，加至三钱止，空心酒化下。此方本郡六邑鲁治百余人，并获多男之喜。但只利济一方，不能遍及海内，故表而出之，以广生生不息之仁也。用者幸勿轻忽。

养生类要

读经典 学养生

YANG
SHENG
LEI
YAO

前集

注

①消铄（shuò）：消减，减损。

🥣 秋石乳酥丸

补养气血，接续真元，降阴火，生肾水，此以真补真之妙药也。

秋石（半斤，炼法见前，同乳粉妆，秋露数晚晒干听用）　乳粉（晒净四两，晒法：取人乳若干，即下铜锅内，煎熬成膏，用大磁盆盛于烈日中晒之，盆下用水，乃未济之妙也，否则永晒不干）　白茯苓（一斤去皮为末，水淘，去筋膜，沉底者晒干净，半斤）　天门冬（去心，四两）　麦门冬（去心，四两）　人参（去芦，四两）　怀生熟地黄（各四两，酒洗烘干不犯铁）　甘州枸杞子（去梗，四两）

上为末，炼蜜为丸如梧桐子大。每服三十丸，空心滚白汤送下，好酒亦可。按：此方男女血虚成痨者服效。

🥣 小接命丹

治男妇气血衰弱，痰火上升，虚损困惫，饮食少进。并治左瘫右痪，中风不语，手足、腰膝、身体疼痛，动履不便，极效。

用人乳二酒盏，香甜白者佳，好梨捣汁一酒盏，倾放旋①或铜旋内，入汤锅内顿，滚有黄沫起，开青路为度。每日空心一服，能消痰补虚、生血。乃以人补人，其效无加。其中风不语，半身不遂，曾照此方治好数人。

①旋（xuàn）：一种温酒器。

长春真人保命服食

治诸虚百损，五痨七伤，四肢无力，手足顽麻，血气虚耗，面黄肌瘦，阳事不举，眩晕恶心，饮食减少。此方能补诸虚，添精益髓，滋润皮肤，充壮神气，身体轻健，开胃进食，返老还童，发白再黑，齿落更生，颜貌如童，大有神效。

白茯苓（去皮）　天门冬（去心）　山药（姜汁炒）　怀熟地黄　何首乌（忌铁，照前蒸晒九次）　枸杞子（甘州者，去梗，各净四两）　干姜（煨，二两）　小茴香（炒，一两）　青盐（少许）　莲肉（去皮心，半斤）　麦门冬（去心，四两）　鹿角胶（四两）　鹿角霜（四两）　破故纸（四两）　麻油（一两炒）　大核桃（去壳并皮，半斤）　没石子（十个）　旱莲草（晒干，净末一斤）　新粟米（一升，为末，用牛乳二斤，酒二斤，水二斤，拌米粉煮，作糊丸药）

上为细末，以前米糊为丸，如弹大，每丸湿重五钱，干约三钱。每服一丸，滚白汤调化服，日进二服，不拘在家在外。少者一服，老者二服，男女皆同。按：此方补虚养胃，虽三五日不食，亦不饥不渴。

🥣 补血顺气药酒方

清肺滋肾，和五脏，通血脉。

天门冬（去心）　麦门冬（去心，各四两）
怀生熟地黄（肥大沉水，枯朽不用，各半斤）
人参（去芦）　白茯苓（去皮）　甘州枸杞子
（去梗，各二两）　砂仁（七钱）　木香（五钱）
沉香（三钱）

上用瓦坛盛无灰好酒三十斤，将药切片，以绢袋盛放坛内浸三日，文武火煮三时，以酒黑色为度。如热，去木香，减人参五钱；如下虚或寒，将韭子炒黄色为细末，空心用酒三五盏，每盏挑韭末一铜钱饮之。妇人下虚无子，久饮亦能生子。用核桃连皮过口，此药甚平和，治痨疾，补虚损，乌须发，久服貌如童子。忌黄白萝卜、葱、蒜，否则令人须发易白。

🥣 许真人神验椒丹

专治五痨七伤，诸虚百损，并治诸虫积①，暖下元。

用真正川椒二斤半，拣去枝目，用釜一口覆于地上，四周用刀画记，去釜用炭火烧红其地，用米醋泼地，将纸摊椒在上，以釜盖之良久，取出为末。用炼蜜一斤四两为丸如梧桐子大。每服十五丸，空心酒下，半年加至二十丸；一年后加至二十五丸止。忌五辛、葱、蒜，余无所忌。其椒切勿用闭口者。

 注

①虫积：病证名。因蛔虫等积滞肠道，引起饮食异常、脐腹疼痛、面黄肌瘦、面有虫斑等表现。

八仙早朝糕

专补脾胃虚弱，膨闷①泄泻，不思饮食，服之神效。

白术（炒，四两）　白茯苓（去皮，三两）陈皮（去白，二两）　山药（姜汁炒，四两）　莲肉（去皮心，四两）　薏苡仁（炒，四两）　芡实（去壳净，四两）　人参（去芦，一两）　砂仁（炒，一两）

上为末，用白晚米②五升半，糯米二升，共七升半，打粉共药和匀，用蜜三斤，如无蜜，沙糖四斤代之，和匀如做糕法，入笼中画片蒸熟焙干，瓦罐封贮。饥时取三五片食之，白汤漱口；小儿用加山楂肉四两、麦芽面四两，去人参。按：此方不拘男女大小皆可用，出外甚便。

注

①膨闷：脘腹胀满憋闷，痞闷不舒。

②晚米：霜降节后成熟的稻米。

养元辟谷①丹

安五脏，消百病，和脾胃，补虚损，固元气，实精髓，能令瘦者肥，老者健，常服极效。

用黄犍牛肉，不拘多少，去筋膜，切作棋子大片，用河水洗数遍，令血味尽，仍用河水浸一宿，次日再洗一二遍，水清为度。用无灰好酒入瓦罐内，重泥封固，用桑柴文武火煮一夜，取出焙干为末，如黄沙色者佳，焦黑无用。牛末一斤加入后药二斤为则。

山药（切片用葱盐炒黄，去葱盐不用）　白茯苓（去皮为末，水浮，去筋晒干用）　莲肉（葱盐炒去心，并葱盐用）　白术（洁白者，黄黑色不用，陈土炒黄，去土净）　芡实粉（去壳净）　薏苡仁（炒）　白扁豆（姜汁，炒，各半斤）　人参（去芦，四两）　小茴香（去枝梗微炒，四两）　干姜（炒，四两）　砂仁（炒，二两）　川椒（去目炒出汗，用去闭口者，二两）　青盐（四两）　甘草（炙，四两）　乌梅肉（二两，熬浓汁半瓯）　粳米（炒黄，净取粉，五斤半）

上药为末，与米粉牛末和匀外，用小红枣五斤，陈年醇酒五斤，煮红枣极烂，去皮核捣膏，加炼蜜二斤半，共和为丸如弹大。每次二丸，不拘冷热，汤水嚼下，一日服三五次，永不饥。

按：此方实王道之妙用，平时预合，荒乱之时可以避难济饥，虽一两月不食不损胃中元气，宝之！宝之！如渴只饮冷水。

注

①辟谷：一种养生方法，源自道家养生中的"不食五谷"。分为服气辟谷和服药辟谷两种类型，服气辟谷是通过绝食、调整气息方式；服药辟谷是在不吃五谷的同时，通过摄入其他辅食（坚果、中草药等）对身体功能进行调节。

辟谷休粮方

此方亦平和有理，但未经试。

大豆（五升淘净去皮，蒸三次，为细末）　大麻子（五升，汤浸一宿滤出，蒸三次，令口开，去皮为末）　糯米（五升，淘净，共白茯苓一处，蒸熟晒干为末）　白茯苓（去皮，同粳米蒸熟，晒干为末）

上将麻仁末一处捣烂如泥，渐入豆黄末同和匀，团如拳大，再入甑蒸，从酉时上火，子末住火，寅时取出，辰至午晒干，磨为末。服之以饱为度，不得吃一切物。用麻子汁下第一顿，一月不饥；第二顿四十日不饥；第三顿一千日不饥；第四顿永远不饥。颜色日增，气力倍

养生类要

读经典 学养生

YANG
SHENG
LEI
YAO

前集

加。如渴饮麻仁汁，转更不渴，且能滋润五脏。若欲吃食时，用葵子三合为末煎汤，放冷服之，解其药后，初间吃白米粥汤三日，一日四五次，每次少少饮之，三日后，诸般饮食无避忌。服此药不食时，大忌欲事，余外不忌。此神仙度世之太宝也，幸勿轻忽。

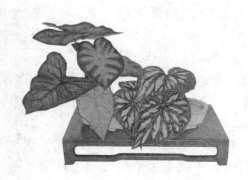

养生类要

读经典学养生

YANG
SHENG
LEI
YAO

后集

后集

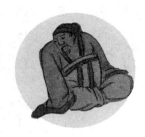

春月诸症治例

《内经》曰：春三月[1]，此谓发陈[2]，天地俱生，万物[3]以荣，夜卧早起，广步[4]于庭，披发缓形，以使志生[5]，生而勿杀，予而勿夺，赏而勿罚[6]，此春气之应养生之道也。逆之则伤肝，夏为寒变[7]，奉[8]长者少。

①春三月：立春、雨水、惊蛰、春分、清明、谷雨六个节气为春三月。

②发陈：推陈出新之意。

③万物：古人常指草木言。

④广步：缓步。

读经典 学养生

养生类要

YANG
SHENG
LEI
YAO

⑤以使志生：使志意顺着春天生发之气而舒畅活泼。

⑥生而勿杀，予而勿夺，赏而勿罚："生、予、赏"皆所以应春之生发之气；"杀、夺、罚"皆所以折逆春阳生发之气；"勿杀、勿夺、勿罚"是说内存春日生发和平愉快的意念。

⑦寒变：喻昌说，"寒变者，夏月得病之总名"。喜多村直宽《素问札记》谓："据后文例，'寒变'疑是病名"。

⑧奉：供给的意思。夏长以春生为基础，若春季养生不好，供给夏长的条件差，到夏季易发生寒变的病。

大法：春月天气上升，人气亦上升应之。故春月诸症宜吐、发散①、升提②，不宜降下③、通利④。盖吐即古之宣剂，今人谓宣为泻者，误也。春月肝胆木气用事，木旺则土亏，故脾胃土气受邪，宜抑肝补脾药为主，清脯养心药佐之，随症施治，全在活法。虚则补之，实则泻之，寒则温之，热则清之，高者抑之，下者举之，以平为期⑤。余皆仿此。今将春月诸症宜用方法详陈于下，对症施治，权而用之，毋胶柱而鼓瑟⑥，始可以言医矣。

注

①发散：中医学术语，指运用具有向外散的药物，祛除表邪。

②升提：中医学术语，指运用具有升发清气作用的

中药，来治疗气机的下陷。

③降下：中医学术语，治疗气机上逆的一种方法。

④通利：中医学术语，指疏通利下，如通利小便。

⑤虚则补之……以平为期：中医正治之法，对于虚证当用补法，对于实证当用泻法，对于寒证当用温煦法，对于热证当用清解法，对于病位在高处者当向下抑制，对于病位在下者当向上托举，以达到平和为目标。

⑥胶柱而鼓瑟：比喻拘泥成规，不知灵活变通。

芎芷藿苏散

治春初人事劳扰，饥饱失节或解衣沐浴触冒风寒，致成内伤外感，头疼发热，呕吐眩闷，胸膈胀痛，恶食，或鼻流清涕，咳嗽生痰，鼻寒声重，并宜服一二剂即愈，仍忌腥荤三五日。

川芎（一钱）　白芷（八分）　细辛（五分，去叶）　干葛（一钱）　甘草（三分生）　紫苏叶（一钱）　藿香（八分，去土）　半夏（一钱，姜制）　陈皮（八分）　苍术（麸炒，一钱）　枳壳（去穣，七分）　桔梗（去芦，七分）　淡豆豉（八分，不用亦可）

上用姜三片，葱白一根，水一钟半，煎八分，食后热服，有汗不用葱白。单内伤无外感，单外感无内伤各有本条。头痛不止加藁本八分；呕吐不止加干姜（炒）、砂仁（炒）各七分；发热或潮热①不退加柴胡、黄芩各一钱；胸膈胀闷加山楂、枳实各一钱；发而汗不出、热不退加麻黄一钱半，葱白二根；咳嗽生痰加杏仁、前胡、金沸花去梗各八分，南五味子五分。

注

①潮热：指发病按时而至，如潮水按时来潮一样，故称为潮热。

芎苏香葛散

治春月感冒、伤寒及山岚瘴毒疠气①，人感触之头疼身痛、恶寒发热，人迎脉②浮大者是。

紫苏叶（一钱，去梗） 香附（炒） 白茯苓（去皮） 干葛 陈皮 藿香 半夏（制） 前胡（去芦） 川芎（各八分） 白芷 防风（去芦，各七分）甘草（三分） 苍术（一钱五分） 羌活（一钱）

上用姜三片，葱白连须二根，水二钟，煎一钟热服，厚被覆汗出为度，无汗再服。忌鸡、鱼、猪、羊肉。

注

①疠气：指具有强烈传染性的病邪，是温疫病和某些外科感染的病因。
②人迎脉：中医脉诊的部位之一，在颈动脉。

九味羌活汤

解利春夏秋伤寒热病，极稳。

羌活（一钱） 防风（一钱） 苍术（一钱

五分） 川芎（一钱） 黄芩（一钱） 白芷（一
钱） 甘草（五分） 细辛（五分） 生地黄（一
钱，不用亦效）

上用姜三片，葱白一根，水二钟，煎一钟
热服，以汗为度，无汗再服。汗原多去苍术加
白术一钱；渴加石膏一钱；热甚加柴胡、山栀
各一钱；胸膈胀闷加枳壳、桔梗各七分。

六神通解散

治春末夏初伤寒并时行热病，发表甚捷。
凡瘟疫初起，预用藿香正气散煎一大锅，每人
服一碗，以防未然。若已病用前九味羌活汤并
此服之，皆有奇效。

麻黄（去根节，一钱） 防风（一钱半）
黄芩 石膏（细末） 滑石（细末，各二钱半）
苍术（四钱） 甘草（一钱）

上用姜三片，葱白五寸，淡豆豉五十粒，
水二大钟，煎一大钟热服，微汗周身即解。一
云南方春夏用防风，秋冬用麻黄；北方春夏依
本方，秋冬倍麻黄。

芎芷香苏散

治春月伤风，鼻塞声重，或流清涕，咳嗽
痰壅气逆，人迎脉浮缓者是。

川芎 白芷 苏叶（紫者去梗） 香附（各

一钱） 陈皮 防风 羌活（各八分） 甘草（五分）

上用姜三片，葱白三寸，水一钟半，煎八分，食后热服。有痰加半夏一钱，咳嗽加杏仁、桑白皮各八分，五味子十粒。

🥣 加减藿香正气散

治非时伤寒，头疼，惧寒壮热，痞闷呕吐，时行疫疬，山岚瘴疟①，不伏②水土等症。

藿香（一钱五分） 白芷 川芎 紫苏叶半夏 苍术（各一钱） 白术 白茯苓 陈皮厚朴（姜制，各八分） 甘草（三分）

上用姜三片，枣一枚，水二钟，煎一钟，食远热服。

注

①山岚瘴疟：因感受山岚瘴气而发的一种疟疾。临床表现为寒多热少，或热多寒少，每日发作或隔日发作，烦闷昏沉不语，或狂言谵语。本病相当于西医学所说的恶性疟疾。

②伏：通"服"。

🥣 加减补中益气汤

治工作劳力，读书刻苦，勤政伤神，饥饱失节。此数者，俱发热、头疼、恶寒身强，体痛。若劳极复感风寒则头疼如破，全似外感伤寒之症，误用发表之药，鲜不伤人。故东垣先生发内外伤辨①，首用此方取济甚众。盖内伤之脉，右手气口三倍大于左手人迎。东垣辨法甚详，兹不复赘。

人参（一钱半，去芦）　黄芪（一钱半，蜜炙）白术（一钱）　当归（一钱，酒洗）　甘草（炙，七分）　陈皮（八分）　升麻（五分）　柴胡（五分）

按：此方用升麻、柴胡，能升提阳气下陷。盖柴胡能使胃中之清气左旋而上达；升麻能使胃中之清气右旋而上升。有此妙用，人多不考。

上用姜三片，枣一枚，水二钟，煎八分，食远服。或加黄柏五分，以救肾水而泻胃中伏火尤妙，如身大热只一服，气和微汗而愈。

夏月神短加麦门冬、五味子；口干加葛根；身刺痛，乃少血，加当归；头痛，加川芎、蔓荆子，头顶痛，加藁本、细辛，诸头痛并用此四味；有痰加半夏、生姜；咳嗽春加川芎、佛耳草，夏加黄芩、麦门冬、五味子，秋加黄芩、麻黄、金沸草，冬加款冬花、马兜铃，久嗽乃肺中伏火，去参、芪；饮食不下乃胃中有寒或气滞，春加青皮、陈皮、木香，冬加益智仁、草豆蔻仁，夏加芩、连，秋加槟榔、砂仁；心下痞加枳实、黄连、白芍药；腹胀加枳实、木香、砂仁、厚朴，天寒加姜桂；腹痛加白芍药、炙甘草，有寒加桂心，夏月加黄芩、甘草、芍药，冬加半夏、益智仁、草豆蔻；胁痛加砂仁、柴胡、甘草、白芍药；如脐下痛加熟地黄，不止乃是寒，加官桂；脚软加黄柏、防己。

注

①东垣先生发内外伤辨：指李东垣的《内外伤辨惑论》。

附子理中汤

治房劳内伤，寒邪中阴，面青腹痛，六脉沉微，无头疼，无大热者宜用。若阳厥①并阳症似阴，误服必致夭人。慎之！慎之！

人参（去芦，二钱半）　白术（土炒，二钱）甘草（炙，一钱）　干姜（炮，二钱）　附子（生，二钱）

倍甘草去参、术名四逆汤；加川乌、鹿茸各一钱半名三建汤。若在疑似，只以灸法并热盐熨甚稳。

上用水一钟半，姜五片，煎七分，温服。饮食内伤亦头疼发热，胸满呕吐，俗呼夹食伤寒。两寸脉弦紧，右关脉洪大或沉濡者是，此当分治，不可混一。盖饮者水也，伤无形之气；食者物也，伤有形之血。

养生类要

读经典学养生

YANG
SHENG
LEI
YAO

后集

注

①厥：突然晕倒或手足逆冷。

生姜五苓汤

治大饮冷水伤脾，过饮酒而伤气。

生姜　猪苓　泽泻　白术　白茯苓　半夏　枳实（各一钱）　甘草（三分）

上用水一钟半，煎七分，温服取小汗，此治伤饮之轻者。若重而水蓄积为胀满者，本方去甘草加大戟（长流水①煮三次，去皮晒干）七分，芫花（醋浸炒干）、甘遂（面包煨，去麸，去心）各八分，黑牵牛（研末）二钱，槟榔一钱。上用水二钟，煎一钟空心服，利水尽即愈。

注

①长流水：指江河水，有别于泉水。根据《寿世青编》的记载，长流水即千里水，但当取其流长而来远耳。

半夏神曲汤

治过食寒冷硬物及生瓜果致伤太阴①、厥阴②或呕吐痞闷肠澼③，或腹痛恶食，此治伤之轻者。

陈皮（一钱）　白术（一钱五分）　半夏（一钱二分）　干姜（八分，炒）　神曲（炒，一钱）三棱（醋炒）　莪术（醋炒）　白茯苓（去皮）

读经典学养生
养生类要

YANG
SHENG
LEI
YAO

后集

山楂（去核）　枳实（炒，各一钱）　砂仁（七分，炒）　麦芽（炒，八分）

上用姜三片煎，热服，不拘时。

① 太阴：指脾经。

② 厥阴：指肝经。

③ 肠澼：即痢疾，指以腹痛、里急后重、下痢赤白脓血为特征的病证。

神保丸

消一切生冷积滞，此治伤之重者。

全蝎（干者十个）　木香（二钱五分）　胡椒（二钱）　巴豆（四十九粒，去壳、皮、心膜油）

上三味为末，入巴豆霜和匀，炊饼为丸，如麻子大，朱砂为衣，每服五七丸，随症调引冷下。

按：此丸北人甚效，南人斟酌用之，小儿三丸。

枳实青皮汤

治食热物过伤，太阴、厥阴呕吐、膨胀、下痢。

白术（一钱半）　枳实　青皮　陈皮　黄连（姜汁炒）　麦芽　山楂肉　神曲（炒，各一钱）甘草（三分）　酒大黄（一钱七分）

上用水二钟，煎一浅钟温服，此伤之轻者。伤重用后方。

🥣 万病遇仙丹

治湿热内伤血分之重者。

黑牵牛（一斤半生半炒，取头末，五两） 大黄（酒浸晒干） 三棱 莪术 猪牙皂角（去弦子） 茵陈 枳壳（去穰） 槟榔（各四两，俱生） 木香（一两）

上为细末，用大皂角打碎去子，煎浓汤去渣，煮面糊为丸，如绿豆大。每服实而新起二钱，虚而久者一钱，白汤送下；小儿各减半。食积所伤，本物煎汤下。大便不通，麻仁汤下；小便不通，灯心木通汤下。随病轻重加减调引。

🥣 加味小青龙汤

治春初寒邪伤肺咳嗽。

干姜（炒黑） 细辛 麻黄 桂枝 甘草（各五分） 白芍药 五味子（各一钱） 半夏（姜制，一钱半） 枳壳 桔梗（各五分） 白茯苓 陈皮（各八分）

上用姜三片，水煎，食小时稍热服。

🥣 升麻葛根汤

治大人小儿时气①瘟疫，发热头疼及疮疹

125

已发、未发疑似之间，并宜服之，极稳。

升麻　葛根　白芍药（各一钱半）　甘草（一钱）

上用姜三片，葱白三寸，水一钟半，煎七分，食远服。头疼加川芎、白芷各一钱；身痛背强加羌活、防风各一钱；发热不退，春加柴胡、黄芩各一钱五分，防风一钱，夏加黄芩一钱半，石膏二钱半；咽痛加玄参、桔梗各一钱；头项面肿加防风、荆芥、连翘、白芷各一钱半，石膏三钱，牛蒡子、川芎各一钱；小儿麻疹加防风、连翘各一钱；痘疹未发依本方，已发属热加连翘、紫草各一钱；大人遍身瘾疹[2]加防风、苍术各一钱半，牛蒡子、苍耳子、浮萍草各一钱。

注

①时气：即瘟疫，又名疫疠、天行、时行、时疫等。
②瘾疹：是一种皮肤出现红色或苍白风团，时隐时现的瘙痒性、过敏性皮肤病。

 防风通圣散

通治诸风湿热疮毒，时行热病。

防风　川芎　当归　白芍药　连翘　薄荷（各一钱）荆芥穗　白术　山栀（各七分）　黄芩　桔梗（各一钱半）　石膏（二钱）　滑石（三钱）　甘草（五分）

上用姜三片，水二钟，煎一钟，食远服。
此方内大黄、芒硝、麻黄对症渐加，风热内甚
欲下加大黄三钱，芒硝二钱；风湿热在表欲汗
加麻黄二钱，葱白三根；自利体寒去硝、黄；
自汗去麻黄，加桂枝（秋冬二钱，春夏八分），
常用依本方。

加味治中汤

治春月肝木乘脾，腹痛久泻不止。

人参（一钱半）　白术（陈土炒，二钱半）
白芍药（醋炒，一钱半）　青皮（去穰麸，炒七分）
陈皮（去白，一钱）　干姜（炒黑，一钱）　甘
草（炙，一钱）苍术（麸炒，一钱半）　升麻（五分）
柴胡（五分）　防风（五分）　白茯苓（一钱）

久泻虚寒加熟附一钱。

上用姜三片，大枣二枚，水二钟，煎一钟，
食前服。

人参败毒散

治感冒，非时伤寒，头疼身热，拘急，憎
寒壮热及时行瘟疫热病。

人参（一钱）　羌活（一钱半）　独活（一
钱）　柴胡（一钱二分）　前胡（一钱）　葛根（一
钱）　甘草（五分）　桔梗　枳壳　茯苓（各八
分）　川芎　苍术（各一钱）

养生类要
读经典学养生

YANG
SHENG
LEI
YAO

后集

读经典 学养生

养生类要

YANG
SHENG
LEI
YAO

后集

劳役得病倍用人参，加白术、当归、白芍药，去独活、前胡。

饥馑①兵乱之余，饮食不节，起居不常，致患时行瘟热病，沿门合境，传染相似，宜此方加白术、黄芪（生），倍人参，去前胡、独活甚效。若多服未效而有寒热往来者，必用小柴胡汤，不拘服数，并无过失。

又有一种虾蟆瘟病②，使人痰涎风壅，烦热头疼，身痛、呕逆，或饮食起居如常，但咳声不响，续续相连，俨如蛙鸣，故俗号曰虾蟆瘟也。嘉靖巳未五六七月间，江南淮北，在处患动，数百里皆同，甚至赤眼、口疮、大小腮肿、喉闭风壅、喷嚏涕唾稠黏，并用此方去茯苓、桔梗、独活，加青皮、陈皮、白术、藿香，但以荆芥为引，不用生姜、薄荷一二服即愈。

注

① 饥馑：指因为粮食歉收等引起的食物严重缺乏的状况。

② 虾蟆瘟病：因感受天行邪毒侵犯三阳经络而引起的，以头面焮红肿痛、发热为主要特征的温疫病。

治时行热病单方

歌曰：

人间治疫有仙方，一两姜蚕二大黄。

姜汁为丸如弹大，井花①调服便清凉。

注

①井花：井华水。《本草纲目》：平旦第一汲为井花水。其功极广，又与诸水不同。

🥣 治瘟疫不相传染方

赤小豆不拘多少，以新布囊盛，放井中浸二日取出，举家各服二十一粒。不染试效。

凡入瘟疫之家，以麻油调雄黄末涂鼻孔中，或预饮雄黄烧酒一二杯，然后入病家则不相传染，既出则以纸捻探鼻深入，令喷嚏为佳。

🥣 神术散

治闽广山岚瘴气，不伏水土等症。

厚朴（一钱半）　苍术（一钱半）　陈皮（一钱半）　甘草（一钱）　石菖蒲（一钱）　藿香（一钱半）

上用姜三片，枣一枚，煎服。一方用香附一钱半代菖蒲，名神术散气散，尤妙。

🥣 紫金锭（即万病解毒丸）

治山岚瘴气并岭南两广蛊毒，若从患于此，才觉意思不快即服一锭，或吐或利，随手便瘥。及误中一切毒物，若牛马六畜中毒，亦以此药解之。

山慈姑（此味与老鸦蒜相似，但蒜无毛而此上有毛包，宜辨真，去皮焙，干净末二两）　千金子（一

养生类要

读经典 学养生

YANG
SHENG
LEI
YAO

名继随子，去壳，研去油，二两） 红芽大戟（一
名柴大戟，江南者佳，形如甘草而坚，不可用绵大戟，
焙干，净末一两五钱） 麝香（三钱，另研）

一方有雄黄五钱，无亦效。

上为末，以糯米打糊和匀，捣千余下，一
方印作四十锭，每服半锭，水磨服。一切肿毒
磨涂患处，须择冬至、端阳、七夕、重阳日，
天月二德天医日，洒扫净室，焚香至诚修合，
无不灵验。忌妇人、鸡犬、孝子见。

🥣 发散伤寒单方

凡遇伤寒，仓卒无药，不问阴阳二症，只
用生姜一两，葱白十茎，好酒二大钟，煎一大钟，
去渣热服，被盖周身，汗透即解。勿令汗大过，
忌大荤五七日。春秋依此方，夏月姜、葱减半，
冬月倍用。若加黑豆二合炒，同姜葱煎服，冬
月尤妙。

🥣 发散伤风单方

用紫苏叶三钱，油核桃五个打碎，姜三片，
葱白二根，水二钟，煎一钟热服。微汗即解，
夏月不用葱。

按：此二方极效，出路荒僻，无医之处甚便。

夏月诸症治例

读经典学养生

养生类要

YANG
SHENG
LEI
YAO

后集

《内经》曰：夏三月①，此谓蕃秀②，天地气交③，万物华实，夜卧早起，无厌④于日，使志无怒，使华英成秀，使气得泄。若所爱在外⑤，此夏气之虑养长之道也。逆之则伤心，秋为咳疟，奉收者少，冬至重病。

①夏三月：立夏、小满、芒种、夏至、小暑、大暑六个节气为夏三月。
②蕃秀：草木盛长，扬布秀美。
③天地气交：天气和地气相互感应交会。
④厌：嫌恶。
⑤所爱在外：比喻神气外放。

大抵夏三月，天气蕃越①，阳气发越于外，阴气伏藏于内。是故夏月诸症，宜补阴养阳，盖脾胃喜温而恶寒，食忌瓜果冰水，药禁纯用寒凉。先哲每于诸凉药中必加炮姜，正此意也。盖夏月心、小肠火用事，肺、大肠金受伤。孙真人制生脉散，于夏月救天暑之伤庚金②，金清则水得以滋其化源，其旨微矣。东垣推广其意制清暑益气汤，专以胃气为本。盖土旺而金自荣，不为火所制；脾胃旺自能健运，荣养百骸暑湿之邪自不能干矣。今将夏月合用诸方详

131

陈于下，对症活用，无执一也。

注

①蕃越：同上文中的"蕃秀"，指草木盛长，扬布秀美。
②天暑之伤庚金：指暑性火热，易伤肺气。

夏初春末，头疼脚软，食少体热，精神困惫，名曰注夏。病属阴虚无气不足，宜用此方治之。

黄芪　人参（各一钱）　白术（一钱半）甘草（炙，五分）　陈皮　当归　白芍药　黄柏（各八分）　麦门冬（一钱）　五味子（九粒）

右用水一钟，半姜一片，枣一枚煎服，有痰加半夏。

生脉散

止渴生津，救天暑之伤庚金，夏至后宜常服之。

人参（一钱半）　麦门冬（三钱）　五味子（一钱）

上用白水煎服。

益原散

治暑月身热小便不利。此药性凉，除胃脘积热，又淡能渗湿，故利小便而散湿热也。

桂府滑石（六两，飞）　甘草（一两，另研）

上各为末和匀，每服三五钱，新汲水调下。

夏月身热汗出，恶寒而渴者，名曰中暍①，此方主之。

注

①中暍（yē）：即伤暑。

☙ 人参白虎汤

石膏（四钱）　知母（二钱）　粳米（三钱）甘草（一钱）　人参（一钱半）

上用水一钟半煎服。

夏月发热恶寒，身重疼痛，小便涩，洒然毛耸，手足逆冷，小有劳身即热，口开前板齿燥，脉弦细、虚迟，此表里中暍也。用补中益气汤加香薷、扁豆；有热加黄芩、黄连。方见春类。

☙ 黄连香薷饮

治伤暑腹痛、自汗、恶心，或吐或泻、身热。

香薷（二钱）　厚朴（姜汁炒）　白扁豆（炒）黄连（各一钱）　甘草（五分，炙）

上用水二钟，煎一钟，放冷徐徐服。挟痰加半夏、南星各一钱；若虚加人参、黄芪各一钱。

养生类要
读经典 学养生

YANG
SHENG
LEI
YAO

后集

🍵 清暑益气汤

治长夏湿热蒸人。人感之则四肢困倦，精神减少，懒于动作，胸满气促，肢节疼痛。或气高而喘，身热而烦，心下膨闷，小便黄而数，大便溏而频。或痢或渴，不思饮食，自汗体虚。

黄芪　苍术（麸炒）　升麻　人参　白术（各一钱）　神曲　陈皮　泽泻　麦门冬（各五分）甘草（炙）　黄柏（酒炒）　当归（各四分）　五味子（十粒）　葛根（三分）　青皮（麸炒二分）

上用姜二片，枣一枚，水二钟，煎一钟食远服。

🍵 六和汤

治心脾不调，气不升降，霍乱转筋呕吐、泄泻，寒热交作，痰喘咳嗽，胸膈痞满，头目昏痛，肢体浮肿，嗜卧倦怠，小便赤涩，并伤寒阴阳不分，冒暑伏热、烦闷或成痢疾，中酒烦渴畏食，并妇人胎产呕吐。

砂仁（七分）　半夏（一钱）　杏仁　人参　赤茯苓　厚朴　白扁豆　藿香叶（各八分）白术（一钱）　木瓜　苍术（各五分）　甘草（三分）

上用姜三片、枣一枚，水二钟，煎一钟食远服。

霍乱吐泻，始因饮冷或胃寒，或大饥，或大怒，或乘舟、车马，伤动胃气而致。若心痛

养　读经典
生　学养生
类
要
YANG
SHENG
LEI
YAO

后
集

则先吐，腹痛则先利，心腹齐痛、吐利并作，名曰霍乱。其症头旋眼晕，手脚转筋，四肢逆冷。用药稍迟，须臾不救。若误饮食立死，治宜温药解散。腹痛面青不渴为寒，腹痛燥渴面赤为热，急无药时，热用盐打井花水多，饮寒用吴萸、木瓜、食盐各五钱，同炒焦，先煎水三碗，令百沸入药同煎至二碗，随饮药入即苏。定后服前六和汤，寒加干姜，热加黄连各一钱。

　　湿之一症，有自外入者，有自内得者。阴雨湿地皆从外入，宜汗散久则疏通渗泄之。过食生冷湿面、潼酪或饮酒，其症肿满，皆自内而出也。宜实中宫淡味渗泄，利小便为最。若湿肿脚气，亦当汗散。

🥣 加味胃苓半夏汤

治诸湿，随症加减用。

陈皮（八分）　白术　半夏　茯苓（各一钱）
酒芩　羌活（各八分）　苍术（一钱半）　甘草（四分）

　　上用姜三片，水煎服。湿在上倍苍术，湿在下加升麻八分。内湿加猪苓、泽泻各一钱，桂少许，中焦湿与痛，有实热者，加黄连、木通各一钱。肥白人因湿沉困怠惰是气虚，加人参、黄芪各一钱，倍白术；黑瘦人沉困怠惰是湿热，加白术、黄芩酒炒，白芍药各一钱。

读经典学养生

养生类要

YANG
SHENG
LEI
YAO

后集

🥣 山精丸

健脾去湿，息火消痰、养血。方见滋补类。

🥣 薏苡仁粥

方见养老类。

泄泻有五不可，例：治泻水，腹不痛者，湿也；饮食入胃不停，完谷不化者，气虚也；腹痛水泻肠鸣，痛一阵泻一阵，火也；或泻或止，或多或少者，痰也；腹痛甚而泻，泻后痛减者，食积也。当随症加减而分治之。

🥣 加味胃苓汤

治诸泻，依后加减用。

陈皮（一钱，炒）　苍术（米泔浸去皮，切片，日晒干盐水炒，一钱半）　黄芩（一钱）　泽泻（一钱）　白术（陈土炒，一钱半）　白芍药（酒炒，一钱半）　猪苓　赤茯苓　黄连（姜汁炒，八分）半夏（姜汁炒，一钱二分）　甘草（五分）　桂（二分）

上用水二钟，姜三片，灯心一分，煎八分。空心温服。

泄泻注下如水，本方加苍术、车前子，倍加白术为末，空心米汤调下，煎服亦可。

湿热甚，肛门如热汤者，本方去桂，加滑石末二钱，倍黄芩一钱，山栀炒一钱，木通八分。

养生类要
读经典学养生
YANG
SHENG
LEI
YAO

后集

腹中痛，下泄清冷，喜热手烫熨，口不燥渴者，乃寒泻也，三倍桂，加肉豆蔻、面包煨一钱。病甚者加丁香、制附子各八分，作丸服。

如久泻，谷道不合或脱肛，此元气下陷及大肠不行收令故也，用白术、芍药、神曲俱炒，陈皮不去白，肉豆蔻煨，诃子肉、乌梅、五倍子各等分，为丸，以四君子加防风、升麻煎汤送下。此法试，效。

如食积，时常腹痛，泻积先以木香槟榔丸或枳实导滞丸推逐之，然后以四苓加厚朴、苍术、神曲、麦芽作丸服，以安胃气。二方见袖珍方内，五苓去桂名四苓。

如泻水，腹不痛者属气虚，四君子倍白术，加黄芪、升麻、柴胡、防风，补而提之。

泄泻日夜无度，诸药不效者，用针砂、地龙、猪苓各等分为末，生葱捣汁调方寸匕①，贴脐心，小便长泻即止。

大人小儿，吐泻日久，垂死，灸天枢二穴（在脐两傍各开二寸）、气海一穴（在脐下一寸半）、中脘穴（在脐上四寸半）。

注

①方寸匕：古代量取药末的器具。其状如刀匕。一方寸匕大小为古代一寸正方，其容量相当于十粒梧桐子大。

读经典 学养生

养生类养生要

YANG
SHENG
LEI
YAO

后集

🍵 加味香砂枳术丸

治饮食所伤，脾胃不和，欲作泻痢并七情所伤，痞闷呕吐，不思饮食。泻痢后，理脾胃去余滞此药一运一动，一补一消，活法用之，极有奇效。

白术（土炒，二两）　黑枳实（麸炒，一两）　半夏曲（真者，一两半）　陈皮（去白，一两）　砂仁（炒，七钱半）　香附（醋浸晒干炒，一两）　麦芽面（一两，炒）　木香（不见火，五钱）　黄连（姜汁炒，冬五钱，夏一两）　神曲（炒，一两）

有痰加竹沥半碗，姜汁二盏。

上为末，薄荷煎汤打老米糊为丸，如梧桐子大，每服七八十丸，食远白汤送下。

🍵 参苓白术丸

泻痢后调理脾胃，极稳累效。

人参（一两五钱，去芦）　白术（土炒，二两）　白茯苓（去皮，一两半）　甘草（炙，一两）　山药（姜汁炒，一两半）　砂仁（炒，一两）　薏苡仁（炒，二两）　桔梗（去芦炒，一两）　莲肉（去皮心，一两半）

若痢后虚弱，用石莲肉、黄连（用吴茱萸同浸半日，连汁炒干，去萸一两）。余外脾胃虚弱调补只照本方。

读经典 学养生
养生类要

YANG
SHENG
LEI
YAO

后集

上为末，晚米糊一半，蜜一半和为丸，如梧桐子大，每服七八十丸，食远白汤送下。

治老少脾泄久不愈神方

用冬米造饭锅巴净末四两，莲肉去心净末四两，享糖末四两，共和匀，每服三五匙，食远白汤调下，一日三次。邹太湖先生传。

养脾进食丸

治泻痢后脾胃虚弱，饮食减少。

人参　白术（土炒）　白茯苓（各三两）甘草（一两半）　陈皮　半夏曲　厚朴（姜汁炒，各二两）　苍术（麸炒，三两）　砂仁（炒，一两半）神曲（炒）　麦芽（炒，各二两半）　木香（五钱）

上为细末，神曲、麦芽面打糊为丸，如梧子大，每服五十丸，食远白汤送下。

疟症，春夏因饮食劳倦而得，秋冬因伤暑而成，然无痰不能作。属三阳、宜汗、宜吐；属三阴宜下、宜温，宜分治之。

柴苓平胃汤

治疟初起，热多寒少，宜此方分利。

柴胡（一钱半）　黄芩　苍术　半夏（各一钱）甘草（三分）　白术（一钱半）　白茯苓　陈皮厚朴　人参　猪苓　泽泻（各八分）　桂枝（五钱）

139

读经典　学养生

养生类要

YANG
SHENG
LEI
YAO

后集

上用水二钟，姜三片，枣一枚，煎八分服。

🍵 清脾饮

服前方一二服，不止再用此方。

白术（一钱半）　　厚朴（八分）　　白茯苓
半夏（各一两）　　甘草（四分）　　柴胡（一钱半）
黄芩（一钱二分）　　青皮　　草果　　槟榔（各七分）

上用姜三片，枣一枚，水一钟半，煎八分，空心服，渣再并，将发时服。若大渴加知母、麦门冬各一钱。若不止加常山酒炒一钱半，乌梅二个，空心五更服即止。如不止，再用后方。

🍵 常山饮

截疟神方。

常山(烧酒炒，二钱)　　槟榔（一钱）　　草果（一
钱）　　乌梅（二个）　　知母（一钱）　　贝母（一钱半）

上用姜三片，枣一枚，水八分，酒七分，煎八分，露一宿，五更日未出时面东，空心服。渣用酒浸煎，待将发时先服，立效。盖人多畏常山为吐药而不轻用，殊不知疟因痰作，常山吐去其痰，而疟即止，疟止以后方调补。

🍵 加味补中益气汤

疟后调理脾胃，并治余热。

即前补中益气汤倍柴胡一钱，加半夏、黄

芩、白芍药各八分，姜枣煎服。方见春类。

读经典学养生

养生类要

YANG
SHENG
LEI
YAO

后集

🥣 露姜饮

治脾胃聚痰发为疟，寒多热少。

用生姜四两，和皮带水捣汁一碗，夜露至晓，空心冷服立止。

🥣 咒由科治疟法

不问久新疟疾，一次即愈。

用桃、杏、枣、梨，随用一样，单梨亦好。咒曰：吾从东南来，路逢一池水，水里一条龙，九头十八尾，问伊食甚的？只食疟疾鬼。先念一遍吹果上。念七遍，吹果上七次。令患人于发日五更，鸡犬不闻时面东而立，将果食之，于净室中安卧，忌食瓜果、荤腥、热物。此法十治可好八九。

痢因热积气滞而成，又夏月过伤生冷，以致秋来发痢。先贤调行血则便脓自愈，调气则后重自除，此要法也。

🥣 枳壳大黄汤

痢初一二日，元气未虚，用此方下之。

枳壳（一钱半）　槟榔（一钱）　厚朴（一钱）
大黄（壮实五七钱，虚人三四钱）

上用水一钟半，先煎三味至一钟，下大黄，

再煎二三沸，热服得快利为妙。

🔔 止痢极效方

既下之后，即以此方上之。

当归　赤芍药　淮生地（各七分）　黄连（一钱）甘草（三分）　酸石榴皮（八分）　粟壳（蜜炒，八分）　地榆（八分）

上用水一钟半，煎七分，食前服。一服即止。

🔔 二妙香连丸

治赤白痢立效。

木香（一两）　黄连（四两，吴茱萸二两，同浸一夜炒干，去吴萸不用）

上二味为末，粟米糊为丸，如梧桐子大。每服七十丸，食远白汤下。初起宜推荡，本方加大黄二两，槟榔一两，以行之。再以本方加肉豆蔻（鸡蛋清炒一两五钱），以止之，此谓二妙也。

🔔 万氏方治痢十法

凡下痢，恶寒发热，身头俱痛，此谓表症，宜微汗和解，用苍术、川芎、陈皮、芍药、甘草、生姜三片煎。

其或腹痛后重，小便短，此为里证，宜和中疏气，用炒枳壳、制厚朴、芍药、陈皮、甘草、滑石煎。

其或下坠异常，积中有紫黑血而又痛甚，此为死血证，法当用擂细桃仁、滑石行之。或口渴及大便口燥辣是名挟热，加黄芩；或口不渴，身不热，喜热手熨是名挟寒，加姜、桂；其或下坠，在血泄之后，此气滞症，宜于前药加槟榔一枚。其或在下则缠住，在上则呕食，此为毒积未化，胃气未平，当认其寒则温之，热则清之，虚则用参、术补之，毒解积下，食自进。其或力倦，自觉气少懒食，此为挟虚症，宜加白术、当归身尾，甚者加人参。又十分重者，止用此一条加陈皮补之，虚回而痢自止。

其或气行血和积少，但虚坐努责①，此为无血症，倍用当归身尾，却以生芍药、生地黄，而以桃仁佐之，复以陈皮和之，血生自安。

其或缠坠退减十之七八，秽积已尽，糟粕未实，当用炒芍药、炒白术、炙甘草、陈皮、茯苓煎汤下固肠丸三十粒。然固肠丸性燥，恐尚有滞气未尽行者，但当单饮此汤，固肠丸未宜遂。用盖固肠丸有去湿、实肠之功。

其或痢后糟粕未实，或食粥稍多，或饥甚方食，腹中作痛，切不可惊恐，当以白术、陈皮各半煎汤服之自安。

其或久痢后体虚气弱，滑下不止，又当以药涩之。可用柯子、肉豆蔻、白矾、半夏，甚者添牡蛎，可择而用之，然须以陈皮为佐，恐大涩亦能作痛。又甚者，灸天枢、气海。上前方用厚朴专泻滞凝之气，然厚朴性大温而散，久服大能虚人，滞气稍行即去之。余滞未尽则用炒枳壳、陈皮。然枳壳亦能耗气，比之厚朴稍缓，比陈皮稍重，滞气稍退，亦当去之，只用陈皮以和众药然。陈皮去白有补泻之兼，若为参、术之佐，亦纯作补药用。

凡痢疾腹痛，必以白芍药、甘草为君，当归、白术为佐。恶寒痛者加桂；恶热痛者加黄芩。达者更能参以发气，时令用药，万举万全，岂在乎执方而已哉？

火症有虚实轻重。轻者可降，重则从其性而折之。实火宜泻，虚火宜补，阴虚火动难治，宜滋阴降火。

注

①虚坐努责：形容某些肠道和肛门的疾病，便意频繁，但却排不出大便的现象。

🔥 升阳散火汤

治男妇四肢发热，筋骨间热，表热如火燎于肌肤，扪之烙手。此病多因血虚而得，或脾胃过食冷物，郁遏阳气于脾土之中，并治。此火郁发之①之义也。

养生类要

读经典 学养生

YANG
SHENG
LEI
YAO

后集

升麻（五分）　葛根　羌活　独活（各七分）
白芍药（一钱）　人参（去芦）　黄芪（生用，
各八分）　甘草（四分，半生半炙）　柴胡（七分）
防风（五分）

上用姜枣水煎温服。忌生冷寒物。此虚火
宜补宜散。

①火郁发之：语出《素问·六元正纪大论》。火郁，
是指热邪伏于体内；发，是因势利导、发泄之意。

黄连解毒汤

治实火燥乱、烦渴，蓄热内甚。

黄连　黄芩　黄柏　栀子（各等分）

上用水煎服。加大黄名栀子金花丸，亦治
实热火，炮实火宜泻。

滋阴降火汤

治阴虚火动，起于九泉，此补阴之妙剂也。

当归（一钱）　川芎（五分）　白芍药（薄
荷汁炒）　黄芩（十分）　生地黄（姜汁炒）
黄柏（蜜水炒）　知母（同上，各八分）　柴胡（七
分）　熟地黄（各八分）　麦门冬（八分）

上用姜一片，枣一枚，水煎服。别以附子
为末，唾津涕贴涌泉穴。气虚加人参、黄各八分；
咳嗽加阿胶、杏仁各七分，五味子三分；咯、唾、

衄血加牡丹皮八分，藕节自然汁三匙，犀角末五分。此与前补阴散大同小异，详轻重参用。

玄明粉、秋石皆降火甚速，宜频用之，童便亦好，方并见前。

痰症属湿，乃津液所化。因风寒湿热之感，或七情饮食所伤，以致气逆液浊变为痰饮，故曰：痰因火动，降火为先；火因气逆，顺气为要。以加味二陈汤主之。

橘红（去白，一钱）　半夏（制）　贝母（各一钱半）　白茯苓（去皮，一钱）　甘草（三分）枳实（炒，一钱）　天花粉（七分）　黄芩（酒炒，一钱）　白术（一钱二分）　防风（去芦）　连翘（各五分）　香附（童便炒，一钱）　槟榔（六分）

上用姜三片，水二钟，煎一钟，食远服。

半夏汤

消痞化痰甚捷。

半夏（姜汁拌透晒干）　陈皮（盐水微浸，去白）白茯苓（各二钱）　桔梗（去黄炒）　枳实（炒，各一钱）

上用姜三片煎，食远服，或丸亦可。

滚痰丸

治一切宿滞及风热之痰。

大黄（锦纹者八两，酒蒸九次）　黄芩（酒浸，

连酒炒干，八两）　沉香（不见火，五钱）　青礞石（一两半，用焰硝一两半，用火煅如金色去硝）朱砂（天葵草伏过，一两，另研）

上为细末，面糊为丸，如绿豆大，朱砂为衣。每服五十丸，食后白汤或茶下。

🔸 清心化痰丸

养心消痰，降火，极效。

南星（一斤为末，用腊月牛胆五个，装入胆内至春取出，净用十五两）　半夏（汤泡七次，姜汁浸透、晒干，十两）　石膏（一斤，用甘草四两，同煮一日，去甘草，晒干，十五两）　白芷（四两）真玄明粉（四两，用腊雪水制的）　米朱砂（用天葵草伏，三两，另研）

上为末姜汁糊丸如绿豆大，朱砂为衣。每服八九十丸，食后白汤送下。

🔸 清肺化痰丸（一名祛痰丸）

清痰降火甚速，酒客尤宜。

旋复花（去梗叶净末，一两）　南星（五钱，姜制）　半夏（五钱，姜制）

上先以南星、半夏二味，水浸夏二日，秋三日、冬五日，取出晒干，共为细末。九月采半黄瓜蒌六枚，淡竹沥一杯，匀和三味，共入石臼捣极烂，为薄饼，先用黄蒿铺匣内二寸厚，将饼安于蒿上，仍用蒿覆地下，略薄。三七日取出晒干，此瓜蒌曲，石臼捣为细末与后开药合用。

白术（炒）　白茯苓（去皮，各一两）　黄芩（酒炒）　黄连（姜汁炒）　香附（童便浸炒）　甘草节（半生半炙，各五钱）　枳实（麸炒，五钱）　陈皮（盐水浸，一半去白一半不去白，一两）　晋矾（一钱）　五倍（一钱）

上为末，与前瓜蒌曲末和匀，用淡生姜汁打糊为丸，如梧桐子大。每服四五十丸，早晚各进一服，白汤下。上此方出，医家必用。古今痰方见效，捷者无上于此，服久且能健脾胃，试有奇验。痰火为害危极者，擂烂从鼻灌之，无不愈者。

眩晕之症因虚，痰火炎上故也，宜清阳除眩汤主之。

旋复花 天麻（各八分）　半夏（制）　陈皮　白茯苓　白术（各一钱）　槟榔（八分）人参（六分）　甘草（四分）

上用姜三片煎，食远服。

呕吐翻胃皆属胃虚气逆，膈上有痰，亦有寒有热，宜大半夏汤随寒热加减主之。

陈皮（去白，一钱半）　茯苓（去皮，一钱半）半夏（姜汁制，二钱半）

上用水煎，临服入生姜自然汁半盏和服。

属热加芩、连各一钱半；属寒加生姜十片，同煎，服时仍入姜汁半盏；属胃虚加参、术各一钱半，服时亦用姜汁。

翻胃膈食之症属气虚，右脉缓而无力者是，宜人参、白术、茯苓、甘草少。属血虚，左脉数而无力带涩者是，抚芎七分，白芍药一钱半，当归二钱，熟地黄一钱半，红花三分。气血俱虚口中多出沫者是，并用前八味。属痰脉多滑数，寸关脉沉或伏而大者是，宜陈皮去白一钱半，半夏二钱姜制，茯苓一钱半，甘草五分。属热六脉洪数有力者是，宜黄芩、黄连、黄柏、栀子各等分。属寒六脉沉微而迟者是，宜人参白术、干姜各一钱，甘草减半，加白豆蔻仁、丁香、沉香各七分，并用童便、韭汁、牛羊乳、竹沥、姜汁共半钟入前药，半钟和匀服，一日服一次。此法虽缓，不犯狠燥。若能清心寡欲，内观自养，服久必获奇效。

黄胆症专属湿热，盒曲相似，宜茵陈五苓散主之。

茵陈（三钱）　白术　赤茯苓（各一钱半）猪苓　泽泻（各一钱）　苍术　山栀　滑石（各一钱二分）　甘草（生三分）　桂（二分）

上用水煎，入灯心一握，食远服。

秘传枣矾丸

治黄胖①累有奇效，妙不可言。

红枣（一斤，去核） 鸡肫皮（四个，焙干为末）
皂矾（一两） 酽醋（一碗）

上为末，醋煮，飞罗面为丸，如绿豆大。
每服五十丸，食远酒下。

夏月时气瘟疫并伤寒、伤风，并宜十神汤
随兼症加减用。

川芎 白芷 麻黄 紫苏叶（各七分）
干葛（一钱半） 升麻（七分） 陈皮 香附
芍药（各八分）

上用姜三片，葱白五寸，淡豆豉一钱半，
水一钟半，煎八分热服。无汗，恶寒发热，依本方；
热甚加黄芩一钱半，石膏二钱；有汗去麻黄、
葱白。

河间先生制双解散，即防风通圣散合益原
散，是专治夏月伤寒，时行瘟热等症。随所见
症加减用之，极为切当。但大黄、芒硝、麻黄
三味，须对症渐加减。自利去大黄、芒硝；自
汗去麻黄、葱白。防风通圣散见春类。益原散
一名六一散，见本类前。

注

①黄胖：全身肌肤萎黄，面浮足肿，神疲乏力而眼
　目不黄的慢性病。

秋月诸症治例

《内经》曰：秋三月①，此谓容平②，天气以急③，地气以明④，早卧早起，与鸡俱兴，使志安宁，以缓秋形⑤。收敛神气，使秋气平；无外其志⑥，使肺气清⑦，此秋气之应养收之道也。逆之则伤肺，冬为飧泄⑧，奉藏者少。

注

①秋三月：立秋、处暑、白露、秋分、寒露、霜降六个节气为秋三月。
②容平："容"从容，"平"成熟。草木盛长，到了秋天，已达到成熟阶段。
③天气以急：金风渐来，天气劲急。
④地气以明：暑湿已去，地气清明。
⑤秋形：春言缓形，于秋如何言缓形？因为春天阳气日发，缓形是为了适应春之萌动；秋时寒凉渐生，缓形是为了适应秋之收敛。
⑥无外其志：屏绝外虑。
⑦使肺气清：扬上善说，"摄志存阴，使肺气之无杂"。
⑧飧（sūn）泄：水谷杂下、食不消化的泄泻。

大抵秋三月，天气清肃下降，人气亦下降。故秋月诸症宜下（谓下泄也）、分利（谓利小便），宜清，和解，不宜升散。

秋月，肺、大肠，金气①用事。金旺则木受制，故有诸郁、诸气、诸痛、诸疮、诸积等症，治法当随症轻重，加减治之。故秋月宜培脾土以生肺金，滋肾水以养肝木，养血以润燥，损其有余，益其不足，此大法也。今将秋月诸症宜用之方，详陈于下，随症活法用之，毋蹈实实虚虚之弊。

养生类要
读经典 学养生
YANG
SHENG
LEI
YAO
后集

注

①金气：秋五行属金。

 参苏饮

治秋月伤寒，发热、头疼、咳嗽或中脘痞满①，呕吐痰水，宽中快膈不致伤脾及感冒风邪头疼鼻塞，憎寒壮热，名曰重伤风，服之极效。

人参（八分） 紫苏叶 前胡 半夏 葛根（各一钱） 茯苓 桔梗 枳壳 陈皮（各八分）甘草（四分）

上用水一钟半，姜三片，葱头一根，煎八分热服。

咳嗽加五味子五分，杏仁七分；久嗽有肺火去人参，加桑白皮、杏仁各八分；鼻衄加麦门冬、山栀仁（炒黑）、乌梅、茅根各一钱；呕逆加砂仁五分，藿香八分；吐衄过多加四物汤，即茯苓补心汤也；头痛加川芎、白芷各八分，细辛五分；脾泄加白术、黄芪、白扁豆、莲肉各一钱。

气症有九，其治则一，惟顺与降，最为要法。须兼郁治宜用十六味木香流气饮主之。此方治男妇五脏不和，三焦气壅，心胸痞闷，咽塞不通、腹胁胀满，呕吐不食，上气喘急，咳嗽痰盛，面目浮、四肢肿，小便秘，大便结，忧思太过，阴阳之气郁结不散，壅滞成痰，脚气肿痛并气攻肩背，胁肋走注疼痛，并宜服之。

紫苏叶　当归　川芎　青皮　乌药　桔梗　白芍药　茯苓　半夏　黄芪　枳实（各八分）　防风（五分）　甘草（三分）　木香（五分）　陈皮　槟榔（各六分）

上用水二钟、姜三片、枣一枚，煎一钟，不拘时温服。

①痞满：自觉胀满，触之无形，按之柔软，压之无痛的症状。

五磨饮子

治七情郁结，差气或胀痛或走注攻冲。
木香 乌角沉香 槟榔 枳实 台乌药
上各等分，以白酒磨服。

开郁汤

治恼怒，思虑气滞而郁，一服即效。

后
集

香附（童便浸炒）　贝母（各一钱半）　苍术　抚芎　神曲（炒）　山栀（炒）　陈皮（去白）　茯苓　枳壳（去穰麸炒）　苏梗（各一钱）　甘草（三分）

上用姜一片，水二钟，煎一钟，食远服。有痰加半夏、南星各一钱；有热加黄芩、黄连各八分，柴胡一钱；血郁加桃仁、红花各八分；湿加白术、羌活各一钱；气加木香五分，槟榔八分；食积加山楂、神曲各一钱，砂仁七分。

铁瓮先生交感丹

治先富后贫，先贵后贱或终身不得志，抑怏不快①及妇人七情郁结，师尼寡妇抑郁不开并效。

香附（童便浸高一指，待七日洗净，晒干捣碎，醋炒，一斤）　白茯神（去皮心，四两人乳浸，日晒夜露七日夜）

上二味为末，炼蜜七分，神曲三分，打糊和为丸，如弹子大。每服一丸，不拘时，滚白汤化下。

注

①抑怏（yàng）不快：形容不满意的神情，心中郁闷，很不快活。

154

🝔 加味越鞠丸

常服调脾、开郁、思食。

香附（童便浸，晒干炒，四两）　苍术（米泔浸去皮，麸炒，四两）　抚芎（四两）　山栀（四两，姜汁炒）　神曲（炒，四两）　陈皮（去白，二两）　白术（炒，二两）　山楂（去子净肉，二两）　黄芩（酒炒，一两半）

上为末，水丸，如梧桐子大，每服六十丸，食后白汤下。

潮热之症有阴阳之分。平旦[1]潮热，自寅[2]至申[3]，行阳二十五度，诸阳用事，热在行阳之分，肺气主之，宜白虎汤泻肺中之火。日晡[4]潮热，自申至寅，行阴二十五度，诸阴用事，热在行阴之分，肾气主之，故用地骨皮以泻血中之火。盖地骨皮泻肾火，总治热在外；牡丹皮治心包络之火，无汗而骨蒸又能泻阴中伏火。四物汤内加此二味，治阴分潮热极效。妇人骨蒸潮热，以逍遥散加此二味，累用尤妙。若气虚潮热，用黄芪三钱，人参、甘草各一钱五分，甚者加熟附五分，二三服即效。盖甘温能除大热也。若血虚发热，用四物汤加柴胡、防风、地骨皮极效。

注

①平旦：清晨。

养生类要

读经典 学养生

YANG
SHENG
LEI
YAO

后集

②寅：指凌晨三点至五点。

③申：指下午三点至五点。

④日晡：指下午三点至七点（即申酉时）。

🥣 加味犀角地黄汤

治吐血、呕血、衄血。盖诸失血，乃火载血上，错经妄行，其脉必芤，此方主之。

身热脉大者难治，血症复下恶痢者易愈。

犀角（镑） 生地黄 芍药 牡丹皮 麦门冬 黑山栀仁（炒黑） 韭菜根（自然汁吃透，各等分）

上每服五钱，水一钟半，煎七分温服。

一方，治吐血不止，用干姜炒黑，腊月装入牛胆内，至春取出为末，每用方寸匕，童便调下立效。此从治也。

一方，治诸失血，用壮血余烧灰存性，每服二钱，米饮调下立止。衄者以少许吹入鼻中妙。

🥣 玄霜膏

治吐血虚嗽神效。

乌梅（煎浓汁，四两） 姜汁（一两） 萝卜汁（四两） 梨汁（四两） 柿霜（四两）款冬花 紫菀（各二两，俱为末以上药制下听用）

另用白茯苓十两，取净末半斤，用人乳三斤，将茯苓末浸入，取出晒干，又浸又晒，乳尽为度。却将前冬花、紫菀末、柿霜、白糖并各汁，再加蜜糖四两和匀，入砂锅内，慢火煎熬成膏，丸如弹子大。每服一丸，临卧时嚼化，薄荷汤漱口，半月即效而愈。

溺血属热盛，下焦痛者为血淋，不痛者为溺①血，生地黄饮主之。

生地黄（四钱） 小蓟 滑石 通草 蒲黄（炒） 淡竹叶 藕节 当归 山栀 甘草梢（各五分）

上用水煎，空心服，并治血淋。

小儿溺血，用甘草、升麻煎汤调益原散，空心服，立效。

清心连子饮

治遗精、梦泄、赤白浊。

黄连 生地黄（酒洗） 麦门冬 当归（酒洗，各一钱） 甘草（半生半炙，五分） 茯苓（一钱　二分） 远志（七分） 酸枣仁（八分）石连肉（一钱二分） 人参（八分，初起不用）

上用水煎，空心服。

金樱煎丸

治梦遗、精滑及小便后遗沥或赤白浊。

芡实粉（四两） 白莲花须（未开者佳，二两） 白茯苓（二两，去皮心） 龙骨（煅，五钱）秋石（真者，一两）

157

上药为末听用，外采经霜后金樱子，不拘多少，去子并刺，石臼内捣烂，入砂锅内用水煎，不得断火，煎约水耗半取出，澄滤过，仍煎似稀饧，和药末为丸，如梧桐子大。每服七八十丸空心，盐酒下。余膏每用一匙空心，热酒调服，其功不可具述。

 归脾汤

治思虑过度，损伤心血，健忘怔忡①，不寐。此药解郁结，养心健脾生血。

白术　白茯神　黄芪　当归（各一钱）木香（三分）　圆眼肉（三枚）　人参（八分）甘草（炙，三分）　酸枣仁（炒研，一钱二分）

上用姜一片，枣一枚，水煎，食远服。

注

①怔忡：心中躁动不安，惕惕然若人将捕之也。

自汗阳虚，宜黄芪白术汤主之。

黄芪（二钱半）　人参（一钱）　白术（麸炒，一钱二分）　甘草（炙，五分）　当归（八分）

上用浮小麦一撮，水一钟半煎七分，食远服，忌五辛热物。

盗汗阴虚，宜当归六黄汤主之，乃治盗汗之圣药也。

当归　生地黄　熟地黄（各一钱）　黄连（炒）　黄柏（炒）　黄芩（炒，各八分）　黄芪（一钱半）　牡蛎（煅，五分）

上用水二钟，煎一钟，临卧通口服。

耳鸣肺火盛，肾气虚，宜四物汤四钱、黄柏三钱、童便煎，空心服。

🍵 通灵丸

治耳聋。

松香（五钱）　巴豆（二十粒，为末）

上将松香溶化入巴豆末和匀，葱汁为丸，如枣核大，绵裹塞耳。左聋塞右，右聋塞左，两耳聋，次第塞之。

🍵 治耳疳出脓

白枯矾（五钱）　麝香（五厘）　胭脂胚（三分半）　陈皮灰（五分）

上共为末，先用绵枝子缠去脓，另用绵裹药作丸塞耳内。

🍵 四物三黄汤

治目赤暴发，云翳赤肿，痛不可忍。

当归　川芎　芍药　生地黄（各一钱）羌活　防风　黄芩　龙胆草　黄连　甘菊花（各八分）　玄参　薄荷（各五分）

159

读经典 学养生

养生类要

YANG
SHENG
LEI
YAO

后集

上用水一钟半，煎八分，食后通口服。

 石膏羌活散

治久患两目不睹光明，远年近日内外气障，风热上攻，昏暗、拳毛倒捷①一切眼疾并宜服之。

羌活（治脑热头风）　密蒙花（治羞明怕日）木贼（退翳障）　白芷（清利头目）　麻子（起拳毛）细辛（起倒捷）　川芎（治头风）　苍术（行气开郁）石膏（去胃热）　黄芩（退肺火）　甘菊花（明目去风）　荆芥（治目中生疮）　藁本（治偏正头风）甘草（和诸药各等分）

上为末，每服一钱至二钱，食后临卧用蜜水一盏调下，或清茶亦可，日进三服，十日渐明，二十日大验，此方治数十人俱效。后人加当归、枸杞子、栀子仁、连翘、柴胡、薄荷、防风、桔梗、天麻各等分，为小丸服亦效。

注

①拳毛倒捷：指睫毛内倒。

 加味羊肝丸

治一切目疾，翳膜内外障。

白乳羊肝（一具，以竹刀刮开，去膜蒸熟捣如泥）　甘菊花（五钱）　黄连（一两）　防风（去芦）　薄荷（去梗）　荆芥穗（去梗净）　羌活

养生类要

读经典学养生

YANG
SHENG
LEI
YAO

后集

当归　生地（各五钱）　川芎（三钱）

上为末，羊肝泥和为丸；如丸不就，加少酒糊丸，如梧桐子大。每服六七十丸，食后浆水下，临卧茶清下减半。

育神夜光丸

明目，去翳障，神效。

当归（酒浸洗，全用烘干）　远志（以甘草水煮去心）　牛膝（去芦，酒洗，淮庆者佳）　甘菊花（去梗叶）　地骨皮（去木洗净）　甘州枸杞（去梗）　菟丝子（酒洗去土，再以酒浸，经宿煮烂捣成饼，晒干听用）　淮生地（酒洗）　淮熟地（酒洗煮烂，二味同入石臼内捣如泥）

上除地黄外，共为末以地黄膏和匀，炼蜜为丸如梧子大。每服六十丸，空心盐汤食后温酒，临睡茶清送下。

洗眼方

当归　黄芩　黄连（各一钱）　铜绿　皮硝　白矾（各七分）

上药以绢袋盛，煎汤洗目，极明，去热。

又方，用王瓜去穰，以皮硝装入腌一宿，待其硝吐出，洗目极明。

清胃散

治胃经风热，牙齿或牙跟肿痛，或牵引头脑俱痛，或面上发热，并治。此方累用极效。

当归身（酒浸）　黄连　生地（温酒洗，各一钱）　升麻（二钱）　牡丹皮（去木，一钱五分）石膏（二钱）

上用水煎，食后少时服。

治风虫牙疼痛不止。

芫花　小麦　细辛　川椒　蜂房　食盐（各一钱）

上用水煎，漱之勿咽，极效。

白蒺藜散

治牙疼，龈肿，动摇，常擦漱固齿。

用白蒺藜不拘多少，去刺为粗末。每服五钱，淡浆水半碗，煎七八分，去渣入炒盐末一撮，带热时时漱之，别无所忌。然虽药味不众，盖单方之药取效甚速。《神仙秘旨》云：若人服蒺藜一年以后，冬不寒，夏不热；服之二年，老者复少，发白复黑，齿落更生；服之三年，长生轻身。今虽不作汤散服饵，久而漱之，其效亦同。

乌须固齿方

七月取旱莲草，连根一斤用无灰酒洗净，

162

用青盐四两，腌三宿取出，无油锅内炒存性，时将原汁渐倾入，炒干为末。每日清晨用一钱刷牙，连涎咽下。此二方简而效大。

治阴虚气郁牙出鲜血方

川芎　当归　白芍药　生地黄　生甘草（减半）　牛膝　侧柏叶　香附（各等分）

上用水一钟半，煎八分，食稍远服。

治舌上无故血出，如泉不止，用槐花炒，为末掺之。

治小儿走马疳[1]，一时腐烂即死，此方极效，神速。

用妇人溺桶中白垢，火煅一钱，铜绿三分，麝香一分半，各研和匀，敷上立愈。

注

[1] 马牙疳：初生小儿胎内受热，见风即生，但看牙根上有白色如脆骨者即是。

既济丹

治口舌疮神效。

用黄连、干姜等分为末，搽上流涎即愈。

治小儿口疮，不下乳食。以白矾汤于脚上浸半日，顿宽。试效再以黄柏（蜜炙）、僵蚕（炒）等分为末，敷疮上立下乳而安。

读经典 学养生
养生类要
YANG
SHENG
LEI
YAO

后集

苍耳丸

治鼻流浊涕不止，名曰鼻渊。

辛夷（去梗，五钱）　苍耳子（二钱半）
白芷（一两）　薄荷叶（五钱）

上为末，水丸弹子大。每丸一钱，每服二丸，食后葱茶汤下。

治血热入肺，名曰酒渣鼻[①]，此丸主之。

用苦参净末四两，当归净末二两，和匀，酒糊丸，如梧桐子大。每服七八十丸，食后热茶下。一方尽立效。

喉痹[②]十八症，皆属热，重者宜此。宜刺出血，又针少商、照海二穴，极妙。宜服冰梅丸。此方治喉痹十八种俱效。

大南星（鲜者二十五个，切片）　大半夏（鲜者五十个，切片）　皂角（四两，去弦子净）
白矾（四两）　盐（四两）　防风（四两）　桔梗（二两）　朴硝（四两）

拣七分熟梅子大者一百个，先将硝盐水浸一周时，然后将各药碾碎，入水拌匀。却将梅子置于水中，其水过梅子三指为度，浸至七日取出，漉干又入水中浸透，又漉干，候药水尽为度。却将梅子入磁瓶密封之。如霜衣起更妙。若用时，以薄绵裹之，噙在口令津液徐徐咽下，痰出即愈。一梅可治三人，不可轻弃。

注

①酒渣鼻：以鼻部发红，上起反疹、脓疱，形似酒渣为特征的皮肤病。

②喉痹：是指以咽部红肿疼痛，或干燥、异物感，或咽痒不适、吞咽不利等为主要临床表现的疾病。

青龙胆

治咽喉闭塞肿痛，并单、双乳蛾①，大有神效。

用青鱼胆不拘数，以好鸭嘴胆矾逐个装满，阴干为末，净用三钱。黑牛胆一个，以白硼砂装入阴干，为末，净用二钱。山豆根末一钱。

上三味，和匀加冰片三分，点至蛾上或吹入，神效。此二方俱试，验过。

注

①乳蛾：中医病名。以咽喉两侧喉核（即腭扁桃体）红肿疼痛，形似乳头，状如蚕蛾为主要症状的喉病。发生于一侧的称单乳蛾，双侧的称双乳蛾。

牛蒡子散

治风热上攻，咽喉肿痛，或生痈疮溃烂。

牛蒡子（二钱）　玄参（去芦）　升麻　桔梗（去芦）　犀角（镑）　黄芩　木通（去皮）生甘草（各一钱）

上作一服，水二钟，煎八分，食后服。

养生类要

读经典 学养生

YANG
SHENG
LEI
YAO

后集

🥣 乌须羊肝丸

不独乌须发，亦能明目。

黑羊肝（一具，竹刀切片，摆瓷盆内，羊胆汁涂，晒干。日日将胆汁涂晒，至百个为上，少则三五十个，惟胆汁多为佳。晒时以稀绢罩之，免蝇灰点污）次用：

当归（四两，酒浸）　熟地黄（用怀庆者酒蒸，晒九次干，六两）　川芎　白芍药（酒炒）　何首乌（酒拌洗净蒸晒干，各四两）　旱连草（蒸过，四两）　覆盆子（炒）　山茱萸（酒浸去核晒干净肉，各四两）　白茯苓（去皮切片，人乳浸，日晒夜露候干）　生地黄（怀庆者，酒洗，各四两）

壮血余并童男童女发、自己发、胎发，不拘数，俱用花椒煎沸汤，泡过洗净晒干，入小瓦罐内，黄泥盐固济，炭火煅通红，埋地中三日，取出去土，敲破罐刮下研入，要以四两为佳，无则二两亦可。

上药俱不犯铁器，晒干，石磨磨为末。另用熟地黄十二两，用酒浓煎汁二碗，去渣煮糊为丸，如梧桐子大。每服空心酒下一百丸，临睡酒下七十丸，极能乌须发，聪耳明目，悦颜色。

🥣 染须方

一方只用一二日，极妙。

五倍子（不拘多少，去灰研入砂锅内，炒存性，

再以青布兜脚踏成饼，以瓦罐收，每次一钱） 枯
白矾（二分） 生白矾（一分） 青矾（一分半）
硇砂（透明一分） 红铜末（醋炒通红，再用醋淬，
又炒红收起，每次五分） 没石子（半分）

上为细末，用细茶五钱，石榴皮、柯子肉
各一钱，浓煎汁半酒盏，调药于小盏内，以铜
杓注水，将药盏入杓内慢火煮，量入水平盏七
分，勿令水入盏内，煮待药面如绿云色皱起为
度。次将皂角、白矾洗净须、发、鬓，拭干将
盏内药搽根并须数十次，微火烘略干，却尽将
药搽染须鬓上，以湿纸数层折贴在须上，外以
青布兜之，至天明须下干了，将温温皂角水洗
净，根下若黑，以指点油擦之。少倾，以指搽之，
如须干燥，以绢包核桃肉擦之，连染二次如法，
其光润可同生成者。杓内煮药水，且当每夜擦
根下一二次，则不生白短根，如同自然之妙。

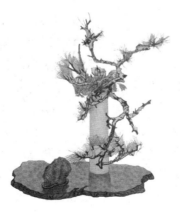

冬月诸症治例

《内经》曰：冬三月[1]，此谓闭藏[2]，水冰地坼[3]，无扰乎阳。早卧晚起，必待日光，若有私意，若已有得，去寒就温，无泄皮肤，使气亟脱[4]，此冬气之应养藏[5]之道也。逆之伤肾，春为痿厥[6]，奉生者少。

注

①冬三月：立冬、小雪、大雪、冬至、小寒、大寒六个节气为冬三月。

②闭藏：生机潜伏的意思。

③坼（chè）：有裂开之意。

④使气亟脱："亟"与"极"，"极"有"藏"之意。

⑤养藏：《管子·形势解》中有"冬者，阴气毕下，故万物藏"。

⑥痿厥：偏意复词，即四肢枯萎，软弱不举。

大抵冬气严寒，万类潜藏，君子固密，毋触冒寒邪。其触冒者，即伤寒也。悉遵仲景法，兹不详及。冬三月，太阴寒水用事，水旺则火受邪，金寡干畏，故喘嗽腹满急痛，癥瘕积聚，坚痞颓疝[1]，下利清白，吐利腥秽，中风瘫痪，屈伸不便，厥逆[2]等症作矣。治宜温中散寒，不宜攻下利泄。今将冬月诸症宜用诸方详陈于下，对症用之，则发无不中矣。

中风口噤[3]，先用通关散吹入鼻中，候喷

养生类要
读经典 学养生

YANG
SHENG
LEI
YAO

后集

噤口开。次用真正苏合香丸，姜汁调和，灌醒后用此方治之。

白术　天麻　当归　川芎　桂枝（减半）半夏　南星　陈皮（各等分）

上用水煎，加竹沥一盏，姜汁半盏和服，则渐舒矣。

注

①颓疝：睾丸肿大坚硬，重坠胀痛或麻木不知痛痒。

②厥逆：指突然昏倒，不省人事，伴四肢逆冷（手冷可过肘，足冷可过膝）。

③口噤：牙关紧急，口不能张开的症状。

通关散

辽细辛（去土并叶）　猪牙皂角（去弦子炙赤，各一两）　藜芦（生用，五钱）

上为末，每用一字吹入鼻孔中得嚏为妙。

愈风饮

治半身不遂，手足欠利，语言费力，呵欠嚏喷，面木，口眼歪斜宽驰，头目眩晕，痰火炽盛，筋骨时痛，头疼心悸。

川芎（一钱二分）　当归（一钱二分）　生地黄（八分，姜汁炒）　熟地黄（八分，姜汁炒）红花（四分，酒洗）　牛膝（八分，酒洗）　半夏（一钱，姜制）　橘红（八分，盐水洗）　羌活（六分）

读经典 学养生

养生类要

YANG
SHENG
LEI
YAO

后集

防风（六分）　天麻（一钱）　南星（姜制，八分）白茯苓（一钱）　黄芩（八分，酒炒）　薄桂枝（六分，冬月七分）　酸枣仁（八分，炒）　白术（一钱五分）　甘草（炙，四分）　白芍药（二钱，酒炒）　黄柏（三分，酒炒，夏月五分）

上作一服，水二钟，煎一钟，临服入姜汁、淡竹沥各三茶匙，清晨温服。此药活血消痰，疏风顺气，走肌表，利关节，累用极效。冬寒之月减黄芩三分，加炮川乌二分，桂亦减半。风病减川乌，桂俱不用。羌活，风家要药，若冬月遇有感冒，加至一钱。故治风莫先于顺气，气顺则痰清，火降而风自息矣。

🥣 乌药顺气散

治男妇风气攻注，四肢骨节疼痛，遍身麻痹，手足瘫痪，语言謇涩①，筋脉拘挛及脚气步履艰辛，腰膝软弱，妇人血风，老人冷气，胸膈胀满，心腹刺痛，吐泻肠鸣等症。

麻黄（去节）　陈皮（去白）　乌药（去木，各一钱半）　川芎　枳壳（麸炒）　白芷　白姜蚕（炒去丝）　甘草　桔梗（各八分）　干姜（炒四分）

上用姜三片、葱白三寸、水酒一钟半，煎八分，食远服。

拘挛加木瓜、石斛各八分；湿气加苍术、

白术各一钱，槟榔七分；脚气浮肿加牛膝、五加皮、独活各八分；遍身疼痛加官桂五分，当归一钱二分，乳香、没药各七分，另研和服；腰疼加杜仲一钱，大茴香七分；虚汗去麻黄加黄芪一钱半；潮热去干姜加黄芩、柴胡、青藤根各八分；胸膈胀满加枳实、莪术各八分；夜间疼痛加虎胫骨、石楠叶、青木香各八分；头眩加细辛五分、芽茶七分；手足不能举动加防风、川续断、威灵仙各一钱；阴积浮肿合和五积散；四肢皆有冷痹加川乌、附子、交桂各八分；麻痹疼痛极者合三五七散；左瘫右痪加当归、天麻、白蒺藜各一钱；二三年不能行者合和独活寄生汤服；妇人血气，加防风、荆芥、薄荷各七分；风气日夜疼痛，午间轻，夜又重，合和神秘左经汤。

注

①謇涩：言辞不顺畅；晦涩难懂。

稀莶丸

治肝肾风气，四肢无力麻痹，筋骨疼痛，腰膝痿弱，亦能行大肠气，又治二十五般风眼，立瘥。常服此丸，必获奇效，其功不可具述。

用稀莶草一味，此草处处有之，俗呼为火杴草，其叶对节而生，似苍耳叶，用五月五、六月六、七月七、九月九收采，洗去土，摘其叶，不拘多少，曝干铺入甑中，用好酒和蜜层层匀洒，蒸之复晒，如此九次。为末，炼蜜为丸，如梧桐子大。每服四十丸或五十丸，空心无灰酒送下。

🥣 搜风顺气丸

治三十六种风，七十二般气，上热下冷，腰脚疼痛，四肢无力，多睡少食，渐渐黄瘦，颜色不完，恶疮下疰①，风气瘕癖气块，老人小儿皆可服。大能补精驻颜，疏风顺气。

车前子（二两半）　槟榔　火麻子（微炒，去壳，另研）　牛膝（酒浸二宿）　菟丝子（酒蒸捣饼，晒干）　枳壳（麸炒）　郁李仁（汤泡去皮，另研）　山药（姜汁炒，各二两）　防风（去芦）独活（去土，各一两）　山茱萸（去核净肉，二两）大黄（五两，一半生一半煨）

上为末，炼蜜为丸，如梧桐子大。每服三十丸，渐加至四五十丸，酒茶米饮任下，百无所忌。空心临睡各一服，久服去肠中宿滞，精神强健，百病不生，耳目聪明，腰脚轻健，老者反少。孕妇勿服。如服药觉脏腑微动，以羊肺羹补之。又治肠风下血，中风瘫痪，语言謇涩，百病皆治，老人尤宜。

冬月正伤寒，悉遵用仲景治法，不可移易，惟内伤生冷，外感风寒，头疼发热，肩背拘急，心腹痞闷，呕逆，恶风，四肢浮肿，寒热往来，腰膝疼痛及妇人经候不调，并宜服生料五积散。

川芎　当归　白芍药（各一钱）　枳壳　麻黄（去根节）　白芷　半夏（各一钱二分）厚朴　官桂　干姜　桔梗　茯苓　陈皮（各八分）　苍术（一钱半）　甘草（五分）

上用姜五片，葱白二根，水二钟，煎一钟温服，甚效。足浮肿加和五加皮散；老人手足疼痛加和顺元散；手足风缓加和乌药平气散；四肢湿痹加和乌药顺气散；因湿所感加和槟苏散；已成风痹加羌活、独活、防风；妇人经不调加柴胡、生地黄。

注

①疰（zhù）：多指具有传染性和病程长的慢性病。

加减消风百解散

治冬月伤感，风寒头痛，项强壮热恶寒，身体烦痛，四肢倦怠，痰壅喘嗽，涕唾稠黏，自汗恶风并宜服。

川芎　白芷　陈皮（各一钱）　苍术（一钱半）　紫苏（一钱二分）　麻黄（去根，一钱半）桂枝（八分）　甘草（五分）

上用姜三片，葱白二根，乌豆一撮，水一钟半，煎一钟，温服，以汗为度，无汗再服。

读经典学养生

养生类要

YANG
SHENG
LEI
YAO

后集

🥣 清肺饮子

咳谓有声，肺气伤而不清；嗽谓有痰，脾湿动而生痰。咳嗽者，因伤肺气而动脾湿也。病本虽分六气、五脏之殊，而其要皆主于肺。盖肺主气，而声出也。治法虽分新久虚实，新病风寒则散之，火热则清之，湿热则泻之。久病便属虚，属郁，气虚则补气，宜加四君子；血虚则补血，宜加四物；兼郁则开郁，宜加抚芎、香附；兼痰则消痰，宜加半夏、瓜蒌仁。滋之、润之、敛之、降之，此治嗽之大法也。

杏仁（去皮尖）　白茯苓（各一钱）　桔梗　甘草　五味子（各五分）　橘红（七分）　贝母（一钱二分）

上用姜，水煎，食远服。

凡嗽，春多上升之气，宜清肺抑肝，加川芎、白芍药、半夏各一钱，麦门冬、黄芩、知母各七分。

春若伤风咳嗽，鼻流清涕，宜清凉解散，加防风、薄荷、炒黄芩、麦门冬、紫苏各八分。

夏月多火热炎上，最重。宜清肺降火，加桑白皮、知母、黄芩、麦门冬、石膏各一钱。

秋多湿热伤肺，宜清热泻湿，加苍术、桑白皮各一钱，防风五分，黄芩、山栀各七分。

冬多风寒外感，宜解表行痰，加麻黄、桂枝、半夏、生姜、干姜、防风各一钱。

肺经素有热者，再加酒炒黄芩、知母各

五分。

　　若发热头疼，鼻塞声重，再加藁本、川芎、前胡、柴胡各一钱。

　　有痰加半夏、南星、枳实。

　　湿痰脾困再加苍术、白术各一钱。

　　有痰而口燥咽干，勿用半夏、南星，宜加知母（蜜水炒）、贝母、瓜蒌仁、黄芩炒各一钱。

　　夏月热痰，或素热有痰，加黄芩、黄连、知母各八分，石膏一钱半。

　　上半日嗽者，胃中有火，加贝母、石膏、黄连各一钱。

　　五更嗽者加同上。

　　黄昏嗽者，火浮于肺，不可正用寒凉药。宜加五味子、五倍子、诃子皮各七分，敛而降之。

　　咳嗽日久，肺虚，宜滋气补血，加人参、黄芪、阿胶、当归、天门冬、款冬花、马兜铃、酒炒芍药之类。肺热喘咳去人参，用沙参，此兼补血气也。

　　午后咳者，属阴虚，即劳嗽也。宜补阴降火，加川芎、当归、白芍药、熟地黄、黄柏、知母、天门冬、瓜蒌仁各一钱，竹沥、姜汁传送，此专补阴血而降火也。

　　火郁嗽谓痰郁火邪在中，宜开郁消痰，用诃子皮、香附（童便制）、瓜蒌仁、半夏曲、海浮石、青黛、黄芩等分为末，蜜丸噙化，仍

读经典　学养生

养生类要

YANG
SHENG
LEI
YAO

后集

服前补阴降火条所加药，失治则成痨。

痰积、食积作咳嗽，用香附、瓜蒌仁、贝母、海石、青黛、半夏曲、软石膏、山楂、枳实、黄连（姜炒）各等分为末，蜜丸噙化。

劳嗽见血加阿胶、当归、白芍药、天门冬、知母、桑白皮，亦于前肺虚、阴虚二条参用。大抵咳嗽见血，多是肺受热邪，气得热而变为火，火盛而阴血不得安宁，从火上升，故致妄行。宜泻火滋阴，忌用人参、黄芪等甘温补气之药。然亦有气虚而咳血者，则宜用人参、黄芪、款冬花等药，但此不多耳。

因咳而有痰者，咳为重，主治在肺。因痰而致咳者，痰为重，主治在脾。但是食积成痰，痰气上升，以致咳嗽，只治其痰，消其积，而嗽自止，不必用肺药以治嗽也。

喘嗽遇冬则发，此寒包热也。解表热自除，喘嗽亦止。

枳壳　桔梗　麻黄　防风　陈皮　黄芩
木通　紫苏　杏仁（各等分）

上用姜三片煎服。

治风寒郁于肺，夜嗽者宜此方，取痰清嗽止，亦治哮喘。

麻黄（不去节根）　杏仁（不去皮尖）　甘草（生减半）　知母　贝母（各一钱半）

上用姜三片，水煎服。有热加黄芩一钱。

小青龙汤

治寒嗽极效，方见春类。

治男人痞块，女人血块，此方极效。此药性不猛，而功效速。

阿魏（一两）　木耳（四两，为末）　生漆（滤去渣，净四两）　蜜（六两）

上用锡罐一个，盛药封固，放锅内，水煮三炷香了，取起冷定。每服二茶匙，烧酒送下，日进三服。忌油腻、鱼发物。

瓦垄子丸

治血块。丹溪云：消血块极效。

瓦垄子即花蚶也，取壳烧以醋淬三次，为末醋膏丸，如梧桐子大，每服七十丸。酒下能消一切血气癥瘕，兼能消痰饮。

蜀葵膏

用蜀葵根煎汤去渣，再入人参、白术、青皮、陈皮、甘草梢、牛膝各等分，煎成汤。入研细桃仁、玄明粉各少许，乘热饮之，二服当见块下。如病重者，须补接之后加减再行。此方且攻且补，亦有至理。

通玄二八丹

治腹内饮食宿滞、积聚，止泻痢之妙药。

177

如治积聚，清晨用姜汤服，稍泻二三行，即除却，以温粥补。住如治泻痢，食后用清茶服之即止，能行能止真仙方也。

黄连（半斤净）　白芍药（五钱净）　当归（五钱净）　乌梅（去核，五钱净）　生地黄（五钱净）

上为末，用雄猪肚一个，以药盛于内，用线缝之，用韭菜二斤，铺甑底于锅内，蒸之，候汤干再添水蒸一日，以药熟为度，就猪肚共药，石臼内捣烂为丸如梧桐子大，每服七十丸，照前引下。

🥣 牛郎散

追虫取积，大人、小儿俱有奇效。

黑牵牛（四两，半生半炒）　槟榔（二两）

上二味，为末每服大人三钱，小儿一钱半。五更空心，滚水调下。凡服药须上半月虫头向上有效；若下半月虫头向下则不效矣。

治癖结年久成龟鳖者，累用极效。

用老军需一味，春夏用茎叶，秋冬用根，不拘多少。用好生酒一罐，外用鲫鱼一对，和药同入罐内，日落时煮，以鱼熟为度。令患人先食鱼，次饮酒，扑至次早，去大小便，见物下即是效。如不应，连服三五次，追其物无踪，神效妙不可言。非仁人君子切勿轻传。

按：《本草》云，老军需，春、夏、秋、

178

冬常有，青出众草为尊。茎藤青叶似槚叶而尖，小根如须，白似芋头，根牵藤而去，俗名社公口须，亦治肿毒。采根擂生酒服，渣敷患处。

🥣 治痞积气块神方

其症初则如弹，渐长如力或如梭、如碗，形状不同，令人面黄体瘦，饮食少思，久治不痊，服此方二月渐消，三月断根。

用猪涩皮七个，即猪赤胰。新针七个，每涩皮用针一个，将针刺破内外。外用好明净皮硝七钱，研为细末，擦于涩皮上，腌七日取出，用铁器焙干，研为细末，再用水红花子七钱焙干为末，与前末，和匀，每服三钱，清晨无灰好酒调服。忌生冷、房室、恼怒。不论男妇、老少，腹之左右，并皆治之。若频服五七料，大便下脓血即是效验，切不可用别药补之为妙。此药只可春、秋、冬合，夏恐坏了涩皮，若夏月急用，将涩皮腌，悬放井中，一七取出，用之亦妙。

🥣 乌梅丸

治酒积，消食积，化痰饮神效。

乌梅（去核净肉，半斤）　半夏（四两）

生姜（自然汁，半斤）　白矾（四两）

上先将半夏、乌梅粗末，次将白矾化开，

并姜汁共前末拌匀，新瓦二片夹定，炭火上焙三日三夜，以干为度。次入神曲、麦芽、陈皮、青皮、莪术、枳壳、丁皮、槟榔各二两，共为细末，酒糊为丸，如梧桐子大，每服五十丸，食远姜汤下。

　　按：此方治酒积极效。

神效煎方

　　治一切水肿，单腹胀，蛊胀[①]，气虚中满。

茯苓皮	草果皮	五加皮	大腹皮	甘草皮
牡丹皮	地骨皮	生姜皮	木通皮	木瓜皮
大腹子	车前子	葶苈子	菟丝子	紫苏子

　　共咀片，水二钟，煎至八分服之。如要断根者，将十五味药等分为细末，各一钱五分。用雄猪肝一个，不下水者先将温水煮一滚，用竹尖钻孔数个，入药在内蒸熟，切片，捣蒜蘸食之。不过一二个，永不下发也。

调中健脾丸

　　治单腹胀及脾虚肿满，隔中闭塞，胃脘作疼，并皆神效。此药不伤元气，服有大益，勿轻视之。

白术（六两，黄土水拌炒）　　人参（二两）
白芍药（二两半，火煨）　　黄芪（二两蜜炙）

陈皮（三两，盐水拌炒）　半夏（三两，汤泡七次）　苍术（二两，米泔浸一宿，炒）　茯苓（二两）　香附（三两，童便浸一宿，炒）　泽泻（二两半，炒）　紫苏子（一两半，炒）　黄连（二两半，吴萸水浸一宿炒，去萸不用）　萝卜子（一两半，炒）　薏苡仁（三两，炒）　山楂肉（三两，炒）　草蔻仁（一两半，酒拌炒）　五加皮（二两，炒）　沉香（六钱，另研不见火）　瓜蒌（煅，一两）

养　读经典学
生　类　养生
要

YANG
SHENG
LEI
YAO

后
集

煅瓜蒌法：用大瓜蒌二个，镂一孔，每入川椒三钱，多年粪礚二钱，敲米粒大，俱纳入瓜蒌内，外以绵纸糊完，再用细纸觔盐泥封裹完固，晒干入火内，通红为度，取出择去泥，与黑皮一并入药。

上共为细末，煎薄荷、大腹皮汤，打黄米糊为丸，如梧桐子大，每服百丸，日进三次，白汤下。

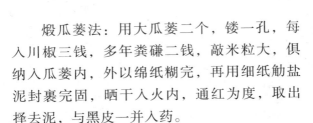 治心腹痛煎方

半夏（一钱二分）　茯苓　陈皮（各八分）　甘草（炙四分）　川芎（一钱）　苍术（一钱）　栀子（韭根汁炒，二钱）　黑干姜（炒成炭，七分存性）

上用生姜三片水煎服。

仙方沉麝丸

治心痛，腹痛，气痛不可忍，三服除根。

没药　血竭　沉香　辰砂（各五钱，各另研）
麝香（三钱，另研）　木香（一两）

上各研为细末，和匀，用甘草熬膏为丸，如芡实大，每服三丸，不拘时，姜盐汤嚼下。妇人产后血气刺痛极效。若加当归、琥珀各一两，乳香五钱，名神仙聚宝丹。治心腹痛及妇人血气腹痛，其效尤速，亲见服者永不再发。

青蛾丸

治肾虚，腰膝足痛，滋肾益阴，壮阳，久服奇效。

破故纸（川者佳，洗净酒浸少时，隔纸炒香，四两）　川草薢（真者四两，一两盐水，一两米泔水，一两童便，一两无灰酒，各浸一宿晒干）　杜仲（四两，去粗皮，姜汁炒去丝）　胡桃肉（汤泡去皮，八两）　黄柏（四两，蜜炒）　知母（四两，蜜炒）壮牛膝（去芦酒洗净，四两）

上为末，春夏用糯米糊，秋冬炼蜜，将胡桃肉捣烂为膏和匀，捣千余下，丸如梧桐子大，每服七八十丸，空心盐酒或盐汤下，以干物压之。

养生类要

读经典学养生

YANG
SHENG
LEI
YAO

后集

当归活血汤

治寒湿，气血凝滞腰痛。

当归（酒浸）　杜仲（姜汁炒去丝，各五钱）
赤芍药　白芷　威灵仙（各三钱）　肉桂（一钱）

上用水酒各一钟，煎至一钟，空心服。加
羌活二钱、防风一钱亦好。

头痛一症，属痰者多，有热、有风、有血虚，
此方为主加对症药立效。

片黄芩（酒浸炒，一钱半）　苍术　防风
白芷　羌活（各一钱）　细辛（六分）

上用姜三片，水煎，食略远服。左痛属风
与血虚，加川芎、当归各一钱半，荆芥、薄荷
各八分；右痛属痰，加半夏一钱半，茯苓、陈
皮各一钱，甘草生三分；瘦人多兼热，倍用酒
芩，少佐石膏；肥人多是湿痰，加川芎、南星、半
夏各一钱半，倍苍术。痰厥头痛非半夏不能
除，头旋眼黑，风虚内作，非天麻不能除，并
宜倍用之。

治脚气方

累试神效，绝胜诸方。

麻黄（三两，去根留节炒黄）　僵蚕（三两，
炒为末）　没药　乳香（另研，各五钱）　丁香（一钱）

上各另研为末和匀，每服一两，好酒调下，
取醉汗出至脚为度，盖俟汗干即愈。后用五枝

养生类要

读经典 学养生

YANG
SHENG
LEI
YAO

后集

汤洗，用桃、柳、梅、槐、桑，采嫩枝煎汤，先饮好酒三杯，再洗脚，住痛为妙。

治诸疝海上方

用黑雄猪腰子一对，不见水，去膜并内血，切片。用大小茴香各二两，俱炒为粗末，同腰子拌匀，再以前猪尿胞一个，入腰子、茴香末于内，扎住，用生白酒三碗，入砂锅，悬煮干至半碗，取胞切碎，连药焙干为末，将前煮药剩酒打面糊为丸，如梧子大，每服七十丸，空心好酒下，立效，除根，永不再发。

秘方

治外肾被伤，偏坠肿大。

用雄麻雀三五个，去肠肚，每个用白矾一钱，装肚内，以新瓦二片，将雀放瓦中，两头盐泥封固，以火煅通红，取出存性为末。每服一钱，空心好酒调下，一双尽全愈。此方家传，累用神效。

治小肠气痛方

用木馒头（二两）　台乌药（三两）　大茴香（五钱）

上三味炒红，研碎后用羌活、陈皮、防风、枳壳各一两半，连前和匀，为粗末。每服一两，

184

水一钟，酒一钟，煎八分，空心服。三服即消，此方亦试有效。

养生类要

读经典学养生

YANG
SHENG
LEI
YAO

后集

🝆 治肠风、脏毒、痔漏①秘方

用大雄鸡一对，罩地板上，不与食饲，其饥甚，则移于净地上，用猪胰四两切碎，渐喂鸡，待其放屎渐收下，如此二三日，候鸡屎积至四两，晒干加入后药。

透明矾（四两）　千叶雌黄　雄黄（各六钱）胆矾（五钱）　朴硝（二两）

上各另研为粗末。用砂锅，须要宽高约贮药之余，上有半节空者。先以鸡粪一两在锅底，次以明矾一两，次以胆矾，次以雌黄，次以朴硝，次以雄黄后尽以明矾在内，次加鸡粪在上，然后以新碗盖锅顶，簇炭火煅青烟尽为度，候冷取出，入石碾研为极细面。再加乳香、没药各五钱，各研极细，和匀，以小口磁罐收贮。用时唾津调匀于手心，以新笔蘸点患处，日三五次，夜二次，先以羊毛笔蘸温汤，洗净软绢拭干，然后点药，庶得药力透肉，点后黄水沥出不止最妙，虽多不妨。三日后其痔自干枯剥落。倘硬煎汤频洗，白脱肠自红软收上。忌毒物酒色，一月即除根矣，内服后方。

注

①痔漏：凡肛门内外生有小肉突起为痔；凡孔窍内
　生管，出水不止者为漏，生于肛门部的为肛漏，
　又名痔瘘。

加味脏连丸

治饮酒食炙热毒下坠，为肠风脏毒，痔漏
下血。

用雄猪大脏一副，去两头各七寸。用黄连
去毛，净末一斤，槐花净末四两，装入脏内，
令满，用绳札两头口，上用小麦数十粒，放甑
上蒸三时以脏黑，取看小麦极烂为度，入石臼
捣如泥，丸如绿豆大。每服百丸，空心薄酒下。

按：此药价廉而功极大，膏粱酒色人尤妙。

胆槐丹

十月上巳日，取槐角子，拣肥嫩结实者，
用新黄瓦盆二个，如法固济，埋于背阴墙下约
二三尺深。预先寻黑牛胆五六枚，腊月八日取
出装在胆内，高悬阴干，至次年清明日取出，
新磁罐收贮。空心滚白汤下，一日一粒，二日
二粒，以渐加至十五日服十五粒止。以后一日
减一粒，至三十日复减至一粒止。如此周而复始，
治一切痔漏，功效如神。

治脱肛①

用屋檐前蜘蛛大者一个，去头足，烘研为末，以生桑叶盛之，托肛头上熏，半刻即进去，亲试神效。

注

①脱肛：肛管、直肠甚至乙状结肠下端向下移位，突出于肛门外的一种病理状态。

真人活命饮

一切痈疽肿毒，只是热胜，血阴阳相滞而成，此方极效。

穿山甲（三大片，以蛤粉炒去粉，净用）天花粉（一钱）　白芷（一钱）　甘草节（一钱）　贝母（一钱，去心）　乳香（一钱，另研药熟下）　防风（七分，去芦）　没药（五分，另研药熟下）　皂角刺（五分）　当归尾（酒洗，一钱五分）　金银花（三钱）　陈皮（一钱五分，去白）

在背俞①，皂角刺为君；在腹白芷为君，在胸加瓜蒌仁二钱；在四肢，金银花为君；疔疮加紫河车三钱，即金线重娄，如无亦可。

上用金华好酒二钟，煎一钟温服。煎法须用大瓦瓶，以纸封固，勿令泄气。服时须辨其痈上下，上则饱服，下则饥服。能饮酒者，再饮数杯。此药不动脏腑，不伤血气。忌酸物、

187

铁器。服后即睡，觉痛定即回生矣。其方神功浩大，不可臆度。此剂当服于未溃之先，已溃不可服。

注

①背俞：指位于背部脊柱两侧体表和五脏六腑生理、病理反应有密切关系的一些反应点（穴位）。

🥣 二黄散（一名阴阳黄）

治发背①痈疽、疔疮②恶节，一切无名肿毒，恶疮异症，恹热疼痛。初起未溃者，服之甚妙。

锦纹川大黄（二两，一半炭火煨熟，不可过性了，一半生） 大甘草节（二两）

上为细末，每服一匙，空心温酒调下一二服，以利为度，立效。如无甘草节，终效不速。

注

①发背：痈疽生于脊背部位的，统称"发背"，属督脉及足太阳膀胱经，系火毒内蕴所致。分阴证和阳证两类，阳证又叫"发背痈"或"背痈"，阴证又叫"发背疽"。

②疔疮：疔疮是好发于颜面和手足部的外科疾患。本病开始有粟米样小脓头，发病迅速，根深坚硬如钉为特征。

神仙腊矾丸

消痈疽及肠痈[①]。托里消毒，固脏腑，护膜止疼。

黄蜡（真者，二两）　明净晋矾（三两）

上先将黄蜡溶开，离火候少温，入白矾和匀，众手急丸如梧桐子大。每服五十丸，食前酒下，每日二服。

按：陶节庵曰，予详此方不惟定痛生肌而已，护膜止泻，消毒化脓及痈疽内生，化毒排脓，托里之功甚大，或金石丹药发疽，非此莫能治。更用白矾一两，每服一钱，温酒调下，尤效。有遍身生疮，状如蛇头，名曰蛇头疮，尤宜服之，每日百丸方有功效。若蛇蝎并一切毒虫所伤，以矾溶化，热涂患处，内更服之，其毒即解。诚外科之要药也。服至四两之上，愈见其功大。宜于痈疽溃后，服之甚稳，肠痈尤妙。服此即保无虞，真良方也。

注

①肠痈：疾病名。痈疽之发肠部者。

 神仙太乙膏

治痈疽及一切疮毒，不论年月深浅。已成脓、未成脓者，并宜用之。如发背，先以温水洗净，软帛拭干，用绯绢摊贴之，更用冷水送

读经典学养生

养生类要

YANG
SHENG
LEI
YAO

后集

养生类要

读经典 学养生

YANG
SHENG
LEI
YAO

后集

下。其膏可收十余年不坏，愈久愈烈。又治瘰疬、瘘疮，并用盐汤洗贴，仍用酒下百丸。妇人经候不通，作丸甘草汤下。一切疥疮[①]，用麻油煎滚，取少许和膏涂之。虎、犬、蛇、蝎、汤火、刀斧伤者，皆宜内服外贴。

　　玄参　白芷　赤芍药　当归　生地黄　肉桂　大黄（各一两）

　　上切片，用麻油二斤，入铜锅内煎至黑，滤去渣，入黄丹十二两再煎，滴水捻软硬得中即成膏矣。

注

①疥疮：由疥螨在人体皮肤表皮层内引起的接触性传染性皮肤病。可在家庭及接触者之间传播流行。临床表现以皮肤柔嫩之处有丘疹、水疱及隧道，阴囊瘙痒性结节，夜间瘙痒加剧为特点。

　　制丹法：用黄丹先炒紫色，倾入缸内，用滚水一桶泡之，再吸凉水满缸，用棒常搅，浸一宿去水再炒，如前二次研末用。

　　按：陶节庵云，予尝用此膏治疮毒并内痈有奇效。忽一妇月水不行，腹结块作痛，贴脐下，经行痛止，后随症外贴内服，无有不效者。杨梅疮毒，溃烂者尤效，愈见此方之妙也。

读经典 学养生

养生类要

YANG
SHENG
LEI
YAO

后集

彭幸庵都宪治发背方

凡人中热毒，眼花头晕，口干舌苦，心惊背热，四肢麻木，觉有红晕在背后，即取槐子一大抄，拣净，铁勺内炒褐色，用好酒一碗，煎滚去渣热服，酒尽大汗即愈。如未退，再依前煎服。纵成脓者，亦无不愈。此三十年屡用屡验之奇方也。

忍冬花酒（即金银花也）

治一切痈疽发背，疔疮乳痈，便毒喉闭，乳蛾等症，不问已溃未溃。用金银花，连茎、叶捣烂，取汁半钟，和热酒半钟热服，甚者不过三五服即愈。如无鲜者，用干的一二两，水一钟，煎半钟，冲上热酒半钟和服。此二方，其药易得，其功甚大，山乡僻邑①无医之处尤宜，知此法以备不虞②。

注

①邑：泛指一般城镇。大曰都，小曰邑。
②不虞：指出乎意料的事。

治痈疽发背灸法

累用累验。凡人患痈疽发背，已结未结，赤热肿痛。先以湿纸覆其上，其纸先干处即是疽头结处。取大瓣蒜切如三钱厚，安在头上，

191

养生类要

读经典 学养生

YANG
SHENG
LEI
YAO

后集

用大壮艾灸之，三壮换一蒜。痛者灸至不痛，不痛者灸至痛方住。最要早觉早灸为上，才发一二日，十灸十愈；三四日，十灸七愈；五六日，三四愈；过七日则不宜灸。若有十数头作一处生者，用蒜研成膏，作饼纳疮头上，聚艾灸之，亦能安也。若背上初起未肿，内有一粒黄如粟米，即用独蒜切片，如前法灸之，次日去痂，脓自溃矣，极效不可言。

夏枯草汤

治瘰疬、马刀[1]，已溃未溃或日久成漏者。用夏枯草六两，水二钟，煎至七分，去渣食远服。此生血清热，治病之圣药也。虚甚宜煎浓膏，兼十全大补汤加远志、贝母、香附和服，并以膏涂患处尤佳。

注

[1] 马刀：病名，属瘰疬之类。常成串而出，质坚硬，其形长者称为马刀。

三奇汤

治杨梅疮、痔疮[1]、便毒[2]，四服其毒即化为脓，从大便泻出，极妙，故名三奇也。并治诸肿毒，初起亦效。

金银花（二钱）　赤芍药　甘草节　穿山

养生类要

读经典学养生

YANG
SHENG
LEI
YAO

后集

甲（蛤粉炒，各一钱）　白蒺藜（去刺，二钱）
白僵蚕（炒）　连翘　当归尾（各一钱半）　蜈
蚣（一条，去头足尾）　大黄（虚人三钱，实人五钱）
皂角刺（一钱）

　　上用水酒各一钟，煎一钟。病在上食后服；
病在下食前服。

注

①痬疮：病名。《济阴纲目》卷七："因月后便行房，
　致成湛浊（指月经断续不止），伏流阴道，痬疮
　遂生，瘙痒无时。"
②便毒：病名。性病之生于阴部大腿根缝处（腹股沟）
　的结肿疮毒，其未破溃之时叫便毒。

治杨梅疮神秘二方

　　先服四帖，后服三帖，七日全好。经验过。
　　防风　皂角刺　天门冬　黄芩　瓜蒌仁
金银花（各五分）　当归　熟地黄　木瓜　薏苡
仁　紫花蒂丁　白藓皮　木通（各一钱）　甘草
（三分）　土茯苓（四两）

　　上用水三钟，煎至二钟，作二次服，渣再煎，
此方先服。

　　又方后服，前方去木瓜、木通、紫花蒂丁、
白藓皮四味，加桔梗七分，减土茯苓二两半，
照前煎服。忌椒、酒、煎炙牛肉、茶、房室。

　　按：此二方先服效速，毒即出而易好；后

读经典 学养生

养生类要

YANG
SHENG
LEI
YAO

后集

服平和而疮自内消。

🥣 治痔疮搽方

见效极速。用多年土墙上白螺蛳壳，不拘多少，洗去土净，火煅研为极细面，用六分。上好眼药坯四分，冰片五厘，另研和匀。米泔水洗净疮，拭干，将药搽上，就结压面，勿抓破，恁其自落。已试验过。

又方：红毡①（烧灰存性，五钱）　桃树上干桃（烧灰存性，五钱）　炉甘石（火煅黄色，童便淬七次，二钱半）

上为细末，临搽入片脑少许，其疮先用椒葱汤洗净，后以药搽上三次即愈。已试验过。

注

①毡：毛席。

🥣 五虎汤

治鱼口疮①（俗名便毒），已成者即溃，未成者即散。

五灵脂　木鳖子（去壳）　穿山甲（蛤粉炒）白芷（各二钱五分）　大黄（实人一两，虚人五钱）

上作一服，水二大钟，煎一钟，空心服。利五七行即好。一方加全蝎五分、僵蚕二钱尤妙。

读经典 学养生

养生类要

YANG
SHENG
LEI
YAO

后集

🥣 治癣妙方

川棟皮　滑石　白薇（各三钱）　鹰粪（七分）
斑蝥（去翅头足，十个）　蚯蚓泥（干，一钱七分）
青娘子　红娘子（各四个）

上为末，井花水调，厚敷患处，多年者五次，新近者三次除根。

🥣 治风癣脓痰疥疮煎方

一应诸疮毒皆宜服无不效者。

当归身尾（一钱半）　赤芍药　黄芩　黄连　黄柏（各一钱）　大黄（三钱七分）　防风（八分）　木鳖子（一个，去壳）　金银花　苦参（各一钱二分）

上用水一钟，酒一钟，煎至一钟后下大黄，煎三四沸取起，露一宿，五更服。若肠风脏毒下血，去木鳖子，加槐花一钱。

🥣 大枫膏

搽脓疮、疥疮神效。先服前煎药，二服再搽，三五日全可。

大枫子（去壳，四十九个）　杏仁（不去皮尖，四十九个）　川椒　枯矾　轻粉（水银代亦可）　蛇床子（另研净末）　樟脑（各三钱）　蜂窝（火烧存性）　蛇蜕（火烧存性，各三分）　柜油烛（三两）

上将诸药研细，以柜油烛化开，和匀，调

涂三五日即愈。

养生类要
读经典 学养生
YANG
SHENG
LEI
YAO
后集

治湿疮并臁疮膏

黄蜡（一两） 头发（一拳大） 香油（一两）
轻粉（二钱，另研） 猪胆（二个）

上先将香油四五沸；次下黄蜡，又熬四五
沸；再后下头发，文火熬，用槐柳条不住手搅，
候发消化滤净，后下轻粉，略熬一时；取起放
磁碗内，冷水浸，少顷即成膏。一切湿疮、臁
疮贴半日，黄水流出拭干，加药再贴，一七全愈。

又臁疮方：黄丹、官粉各等分为末，用油
纸将黄蜡溶化，涂纸上，将药掺贴疮上立效。

治臁疮海上方

赛隔纸膏，一七全愈。

用嫩槐条（四寸九分） 嫩柳条（四寸九
分） 头发（一尺长四十九根，上三味烧灰存性为末）
川椒（四十九粒） 轻粉（真者三钱） 黄蜡（一
两） 香油（一盏）

上将香油、黄蜡熬熟放冷，却下轻粉；次
下三味灰末，搅匀。用厚绵纸如疮大十二片，
将药涂尽。其疮先用黄柏荆芥汤洗净，将十二
片纸重重贴上，以绳缚定，其痒不可当。次日
除去贴肉一层，又以前汤洗净，再贴六日，除
去六层全好，此治臁疮绝妙法也。

治脚指缝烂疮，用鲜鹅掌黄皮阴干烧灰存性，为末干掺。

治手足冻疮，用冬瓜皮、干茄根，二味煎汤热洗，不过三次即效。

治热疮，遍身发出脓血，赤烂如火丹，或如火烧者。

黄连　黄柏（各三两）　赤小豆　绿豆粉（各一合）　寒水石　紫草　漏芦（各七钱）

上为末，用香油调搽，一日三次即愈。

治火丹

用黄鳝头上血，涂即愈。如冬月无，以螺蛳肉捣烂，绞汁涂之亦可。

治汤泡火烧方

先以腊酒冷洗，以拔其毒。再用鸡蛋十余个，煮熟去白，以黄炒焦黑，取油约一盏。用大黄研末二两，调匀敷上，三日全好，无疮痕。

治四块鹅掌风①

用千里光草一大握，苍耳草一中握，朝东墙头草一小握，共入瓶内，水煎百沸。以手少擦麝香，以瓶熏之。仍用绢帛系臂上，勿令走气，熏三次即愈。（千里光草即金钗草是也。）

197

注

①鹅掌风：即手癣。

治脚垫毒

人脚走长路紧，被石块脚底垫肿，不能行步，痛不可忍。急用旧草鞋浸于尿桶内一宿或半日，外用新砖烧红，将浸草鞋放在砖上，以肿脚踏在上，火逼尿气入里，即消。此症诸方不载，如不早治，烂人脚，甚至杀人。走长路，脚肿痛亦可用此法，即消。

治拍蟹毒

人大指、次指隔界处，忽生肿毒，痛不可忍。若不早治，必烂人手，用鲜蟹研烂涂患处立消。

治身上虚痒

用四物汤加黄芩，煎调紫皆浮萍末一钱或菱霄花末一钱，尤妙。

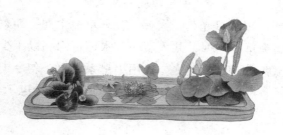

济阴类

凡妇人、小儿、老人诸症。除妇人胎产经候，小儿惊疳^①，变蒸痘疹，老人血气衰惫，水火升降失度，与大人治法不同，故另立方法。其余症同大人者，悉照前四时方法用。

注

①惊疳：即心疳，五疳之一。症见患儿面黄颊赤，眼白中有红丝，壮热，有汗，烦躁，口舌生疮，胸膈烦闷，睡喜伏卧，食欲不振，肌肉消瘦，小便赤涩，或虚惊。

 四物汤

治妇人之总药，随症加减，妙用无穷。方见滋补类，加减于后。经水过期不行，血寒血少也。本方五钱，加香附、莪术各一钱，苏子八分，桃仁三十粒，红花、官桂、木通各七分、甘草三分，空心煎服。

经水先期而来，血热也。加黄柏、知母、条芩、黄连各七分，甘草三分（生），人参、阿胶、艾叶各五分，香附、荆芥穗各一钱，空心煎服。

血枯经闭，本方一半，加桃仁、红花共五钱，空心煎服。

紫黑者，血热也。本方五钱，加黄芩、黄连、荆芥穗各一钱。

养生类要

读经典 学养生

养生类要

YANG
SHENG
LEI
YAO

后集

读经典 学养生

养生类要

YANG
SHENG
LEI
YAO

后集

色淡者，痰多也。本方去地黄，加二陈汤等分和服。

临行腰腹疼痛，乃郁滞有瘀血。加桃仁、红花、莪术、玄胡索、香附各一钱，木香五分（另磨入）。

潮热、发热，本方五钱，加地骨皮、薄荷各一钱五分，柴胡、防风各五分，甘草三分，乌梅一个，同煎，食远服。

虚寒者，用熟地黄加干姜、官桂、吴茱萸各一钱，甚者再加熟附子一钱。

虚极者，本方与四君子等分，加黄芪一钱半，熟附子七分。

经行不止者，本方加真阿胶、艾叶、地榆、荆芥穗各一钱。

妊娠胎动加香附、砂仁、紫苏各七分，白术、条芩各一钱，阿胶炒八分，蕲艾五分，去生地黄，用熟地黄。

胎前产后血痢，加黄连、地榆、阿胶、艾叶各八分，厚朴五分。

五心烦热，加柴胡、黄芩、地骨皮各一钱，甘草三分，麦门冬八分。

有死胎加交□[1]、麝香、白芷。

赤白带下加藁本、牡丹皮、川续断各八分。

产后恶露[2]作痛加香附一钱，干姜炒黑七分，生蒲黄、陈皮各八分。

200

产后发热加白术、茯苓、陈皮、黑干姜各八分。

久无子息加附子、肉苁蓉各一钱，熟地黄、鹿角胶各一钱半。

注

①□：此处为原文脱字。

②恶露：指产妇分娩后，随子宫蜕膜特别是胎盘附着物处蜕膜，而经阴道排出的物质，含有血液、坏死蜕膜等组织。

乌骨鸡丸

治妇人经候不调，并胎前产后一切诸症，调经育子之上药也，累用奇验。

香附（二斤）　蕲艾（去梗，净二斤）

上二味，分作四分，每分一斤，一分老酒，一分米醋，一分童便，一分糯米泔各浸一宿，炭火煮烂熟为佳，石臼内木槌捣成薄饼，晒干磨为末听用。大白毛乌骨雄鸡一对，吊死去毛，热汤修理肠杂洁净，勿见生水。再用：

当归（酒洗净，四两）　白芍药（酒炒，四两）
熟地黄（酒浸，忌铁，四两）　人参（去芦，三两）
黄芪（蜜炙，二两）　白术（炒）　陈皮（去白）
白茯苓（去皮）　砂仁（炒，各一两五钱）　乌药（炒，一两）　神曲（炒）　甘草（炙，各七钱半）

上药十二味，制净为粗末，装入鸡肚内，

养生类要

读经典 学养生

养生类要

YANG
SHENG
LEI
YAO

后集

以线缝住。仍用老酒、米醋、童便、米泔等分入砂锅内。炭火煮令烂熟，去骨，石臼捣成饼，晒干磨为细末听用。

再加：木香　沉香（各五钱，不见火）　官桂　干姜（炒半黑 各三钱）

上四味，另研为细末听用。上三次药末和匀，重罗筛过，炼蜜为丸，如梧桐子大。每服七十丸，空心滚水打盐汤送下。愚按：此方血虚多郁妇人服极效。

🫖 济阴返魂丹

治妇人胎前产后总药。一名益母丸。

用益母草一味，其草即充蔚子。其叶类火麻，对节而生，方梗凹面，五六月间节节开紫花。白花者不是。南北随处有之，于端午、小暑或六月六日花正开时，连根收采，透风处阴干，不犯铜、铁器。石臼木杆捣，罗为细末，炼蜜为丸加弹大。每服一丸，各照后开引下，或量加当归、赤芍药、木香尤妙。其药不限丸数，以病愈为止，日服三五丸。或丸如梧桐子大，每服七八十丸，空心食远照后引下，或熬膏调引用尤妙。

🫖 熬膏法

益母草不拘多少，连根、茎、叶洗净，入

养生类要

读经典学养生

YANG
SHENG
LEI
YAO

后集

石臼内捣烂，以布滤取浓汁，入砂锅内文武火熬如黑砂糖色为度。以磁瓶收贮，每用一茶匙，照后开引调用极妙。

胎前脐腹刺痛，胎动不安，下血不止，煎秦艽、当归、糯米汤下。

胎前产后脐腹作痛、作声，或寒热往来如疟状者，并用米汤下。

临产并产后各先用一丸，童便酒化下。安魂定魄，调血顺气，诸病不生，又能破血止痛，养脉息，调经络，其功甚大。

产后胎衣不下，落在胞中及产前一切难产并横生逆产，胎死。经曰：不下腹中胀满，心下闷痛。炒盐汤下。

产后中风，牙关紧急，半身不遂，失音不语，童便、酒各半化下。

产后气喘咳嗽，胸膈不利，吐酸水，面目浮肿，手足疼痛，举动失力者，温酒下。

产后两太阳穴痛，呵欠怔忡，气短，肢体羸瘦，不思饮食，血风身热，手足顽麻，百节骨痛，米汤下。

产后眼前黑暗，血晕血热，口渴烦闷，如见鬼神，狂言，不省人事，薄荷自然汁下。如无浓煎薄荷汤，或童便、酒各半下。

产后面垢颜赤，五心烦热，或结成血块，脐腹奔痛，时发寒热，有冷汗者，童、便酒各半下。

薄荷汤亦可。

产后瘀血，恶露不尽，结滞脐腹刺痛，恶物上冲，心胸满闷，童便酒下。

产后未经满月，气血不通，咳嗽、四肢无力，临睡自汗不止，月经不调，久而不治，则为骨蒸瘵疾，童便、酒各半化下。

产后鼻衄，口干舌黑，童便化下。

产后大小便不通，烦躁口苦者，薄荷自然汁下。如无生的，干的浓煎汤亦可。

产后赤白痢疾，米汤下。

产后泻血水，浓煎枣汤下。

产后赤白带下，阿胶、艾叶汤下。

血崩漏下，糯米汤下。

妇人久无子息，温酒下。一日一丸，至三五十丸，决有效验。

勒奶痛或成痈，为末水调，涂乳上，一宿自瘥。或生捣敷上亦可。

上一十九症调引，历历有效，不能尽述，用者自知其妙也。

🍶 **蒸脐法**

治妇人月经不通或癥瘕血块，脐腹作痛，此方神效。

乳香　没药　血结　沉香　丁香（各三钱）麝香（一钱，上六味各另研）　青盐　食盐　五

灵脂　两头尖（各六钱，四味共为末）

上各末和匀，外用麝香少许，安入妇人脐内，次将面作条，方圆一寸，绕脐围住，安药末于内，令满。以槐树皮方圆一寸盖上，皮上钻三孔，用大艾炷灸之。月经即通，血块即消，累用神效。

🥣 红花当归丸

治妇人血脏虚竭，经候不调，或断续不来或积瘀成块，腰腹刺痛，肢体瘦弱。

马鞭草（半斤）　刘奇奴（半斤，二味共熬膏丸药）　当归（三两，酒洗）　赤芍药　牛膝（去芦，酒洗）　川芎　香附（醋炒）　牡丹皮（去木）　甘草（各一两半）　红花　白芷（各七钱半）官桂（六钱）　紫葳　苏木（各三两）　枳壳（炒，一两）

上为末，以前膏入少糯米粉，打糊为丸，如梧桐子大。每服七八十丸，空心浓煎，红花酒送下。

🥣 济阴百补丸

治女人劳伤，气血不足，阴阳不和，作寒乍热，心腹疼痛，胎前产后诸虚，百损并宜用之。

香附子（一斤，分四制：醋、酒、童便、盐水，各浸三日，炒干）　益母草（五月五日采者佳，忌铁，净末半斤） 当归（酒洗，晒干，六两） 熟地黄（酒洗） 白芍药（酒烧） 川芎 白术（土炒，各四两） 白茯苓（去皮，三两） 玄胡索（炒，二两） 人参（去芦，二两） 木香（不见火） 甘草（炙，各一两）

上为细末，炼蜜为丸，如梧桐子大，每服六七十丸，渐加至八九十丸，空心米汤酒任下。

按：此方调脾胃，补虚损极妙。

治赤白带下[①]神方

椿根白皮 香椿根白皮 苦参 香附（醋炒） 栀子仁（炒） 山茱萸（去核） 黄柏（盐酒炒） 龟板（去弦酥炙，各二两） 干姜（炒，五钱） 贝母（去心，一两） 白术（炒） 当归（酒洗，各一两五钱） 白芍药（酒炒，二两）

上为末，酒糊为丸，如梧桐子大，每服八十丸，空心清米汤送下。若孕妇赤白带，加苍术、条芩、川连、白芷各一两，去干姜、椿皮、贝母、苦参、龟板、栀子亦为丸服。

注

①赤白带下：指妇女带下，其色赤白相杂、味臭者。

固真汤

治妇人赤白带下，行时脐下甚痛。此方二

服即效。

人参（五分）　黄芩　黄柏　白葵花（各一钱）　郁李仁（八分）　柴胡（七分）　陈皮（去白，五分）　甘草（炙）　干姜（炒，各三分）

上用水一钟半，煎七分，空心服。葵花白者治白带，赤者治赤带，赤白混下，二花并用。

按：此方治气血滞，阴阳不清极效。

凉血地黄汤

妇人血崩，来如山崩水涌之势，明是血热妄行，岂可作寒论。治宜清补兼升提，不可骤止，徐徐调理，血清自归源矣。

黄芩　甘草（生）　荆芥穗　蔓荆子（各七分）　黄柏　知母　藁本　川芎　细辛（各六分）　黄连　羌活　柴胡　升麻　防风（各五分）生地黄　当归（各一钱）　红花（少许）

上用水一钟半，煎八分，空心稍热服，渣随并服。

六合散

治血崩不止，诸药不效，此方立止。此急则治其标也。

杏仁皮（烧存性）　香附（童便浸三日，炒黑）旧红褐子（烧存性）　地肤子（炒）　旧棕荐①（烧存性）　牡血余（烧存性）　蟹壳（烧存性）

养生类要

读经典 学养生

YANG
SHENG
LEI
YAO

后集

养生类要

读经典 学养生

YANG
SHENG
LEI
YAO

后集

陈莲蓬（烧存性）

上为末，每服三钱，用酸浆草汁一钟，冲上热酒一钟，空心热服。

按：此方初服反觉多，以渐而少。由紫色而红，以至于无即止。既止之后，用十全大补汤二十帖调补，方杜根矣。

注

①棕荐：棕垫子。

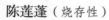 **保胎丸**

专治累经堕胎，久不育者宜服。过七月不必服。

白术（四两）　鼠尾条黄芩　当归（涤洗）人参　杜仲（炒去丝，各二两）　川续断（酒浸，一两半）　陈皮（一两）　熟地黄（怀庆者酒浸蒸，一两半）　香附（一两，童便浸炒）

上为细末，糯米糊为丸，如绿豆大。每服七十丸，空心白汤下。

 安胎饮

治胎动、胎漏①不安，一服立效。

白术（一钱二分）　条芩（一钱）　陈皮（去白，八分）　真阿胶（炒珠，一钱）　桑寄生（真者，一钱）　甘草（四分）　蕲艾（五分）　当归头（六分）

陈枳壳（五分）　砂仁（炒，六分）　川独活（五分）　白芍（酒炒，一钱二分）

上用姜一片，枣一枚，糯米百余粒，水煎空心服。

养生类要

读经典学养生

YANG
SHENG
LEI
YAO

后集

注

①胎漏：妊娠期间出现的阴道少量出血，时出时止，或淋漓不断，而无腰酸、腹痛、小腹下坠者，称为"胎漏"，亦称"胞漏"或"漏胎"。胎漏多发生在妊娠早期，西医称之为"先兆流产"。

🥣 加味六君子汤

妊娠二三月时作呕吐，名曰恶阻。恶阻者，恶心而阻隔饮食也。此方主之。

半夏（汤泡七次，晒干切片，再以生姜自然汁拌）　白茯苓（去皮，各一钱五分）　陈皮（一钱）人参（八分）　白术（炒）　砂仁（炒，各六分）甘草（二分）

上用姜三片煎，食远温服。

🥣 芎苏散

治妊娠伤寒，头疼身疼，发热，胸膈烦闷，兀兀欲吐，法禁汗、吐、下，止宜和解。方见春类。

🥣 妊娠伤寒热病护胎法

用伏龙肝（即灶心土）井水调涂脐下，干

读经典 学养生

养生类要

YANG
SHENG
LEI
YAO

后集

又涂之，就以井花水调服一钱。产难细研一钱，酒调服亦妙。

十圣散

小产一证，多因本妇气血不足，胎无所荣，血不足，胎无所养。荣养失宜，犹树枝枯而果落,岂不伤枝损叶乎？其间过伤饥饱劳佚动胎，恼怒忧思，内外寒冷，伤于子脏，又须量轻重而加减治之。此药性平和，滋血养气，须月服四五帖方好。或素有堕胎之患者，亦宜按法用之。仍忌恼怒、生冷、酒、醋、热物。

人参（去芦） 黄芪（各八分） 白术（炒，一钱） 砂仁（炒，五分） 甘草（三分） 熟地黄（酒洗） 白芍药（酒炒） 当归身（酒洗，各一钱） 川芎（七分） 川续断（七分）

上用姜一片，枣一枚，水钟半，煎八分，食远服。

三合济生汤

治临产艰难，一二日不下，服此自然转动不生。

枳壳（二钱，麸炒） 香附（钱半，炒）甘草（七分） 川芎（二钱） 当归（三钱） 苏叶（八分） 大腹皮（姜汁洗，钱半）

上用水二钟，煎至一钟，待腰腹痛甚时，

养生类要

读经典学养生

YANG
SHENG
LEI
YAO

后集

通口服之即产。九月尾，十月头，先服一二服尤妙。此方累用有效。

催生不传遇仙丹

治难产，累用效见神速。

蓖麻子（去壳，十四粒）　朱砂（另研）雄黄（另研，各二钱半）　蛇蜕（一条全）

上为细末，粥糊为丸，如弹子大，每服一丸。临产时先以川椒汤淋洗脐下，纳药一丸，以黄纸数重覆药上，软帛拴系，产则急取去之，否则连生肠俱下。一丸可用三次，若误致生肠下，即以本药放顶门上，即收神效。

治胎衣不下神方

凡产后胎衣不下，恶血凑心迷闷，须臾不救，产母即危。此方可预合下，以备用。真济世救急之神方也，不敢自秘，故表而出之。

干漆（二钱，为末）　大附子（一枚，炮去皮脐为末）

上二味和匀，外用大黄五钱为末，酒醋熬成膏子，和前末为丸，如梧桐子大。每服三十丸，淡醋汤下，一时连进三服，胎衣即下，神效。

治胎衣不下，一时无药者，用皮硝三钱为末，童便调，热服即下。亦治横生逆产，仍将本妇手足爪甲炒黄为末，酒下一匕，更令有力

读经典 学养生

养生类要

YANG
SHENG
LEI
YAO

后集

稳婆将产妇抱起，将竹筒从心上赶下，如此数次即下。

治横生逆产方

其症孕妇欲产时，遇腹痛不肯舒伸，行走多曲腰眠卧忍痛，其儿在腹中不得转动，若手先出，谓之横生，足先出谓之逆产。须臾不救，子母俱亡，此方立效。

乌蛇蜕（一条）　蝉蜕（十四个，去土，柳树上者佳）　壮血余（一钱，胎发更好）

上各烧灰存性为末，每服二钱，酒调下，连进二服，仰卧片时，儿即顺下。

又法：用小针于儿脚心刺三五针，急以烧盐少许涂刺处，即时顺下，子母俱活。

治血晕昏迷欲死者，急取韭菜一大握，切细放在小口瓶内，用滚热酸醋泡在瓶中，将瓶口冲在病人鼻口内，使韭气直冲透经络，血行即活。再用后方。轻则烧旧漆器熏鼻亦好。

清魂散

治产后眩晕、血晕二症，又能清血行经，逐旧养新。

泽兰叶　荆芥穗（各二两）　川芎（一两）人参（五钱）　甘草（四钱）

上为细末，每服二钱，煎葱汤或酒送下；

煎服亦可。

养生类要

读经典 学养生

YANG
SHENG
LEI
YAO

后集

产后调补气血方

人参　白术(各一钱)　甘草　川芎(各七分)
当归(八分)　黄芩　陈皮(各五分)　熟地黄(酒
洗，一钱)

上用姜枣煎，食远服。如发热，轻则加茯
苓一钱，淡渗其热；重则加干姜炒黑一钱，以
散其热。或曰：大热何以用干姜？曰：此非有
余之热，乃阴虚生内热耳。盖干姜能于肺分利
肺气，入肝分引血药生血，然必与补阴药同用
乃效。此造化自然之妙，非天下之至神，其孰
能与于此乎。

治产后败血不止，小腹绕脐作痛，俗名儿
枕痛，此方一服即愈。

生蒲黄　川芎　白术　神曲　陈皮　桃仁
(各七分)　香附(童便炒)　当归尾(各一钱半)
甘草(四分)

上用水一钟半，煎七分，不拘时热服。

乌金散

治产后一十八症。第一胎死不下；二难
产；三胎衣不下；四产后眼花；五产后口干心
闷；六寒热似疟；七败血流入，四肢浮肿，寒
热不定；八血邪颠狂，语言无度；九失音不语；

读养生
经生类
典学要
养
生
YANG
SHENG
LEI
YAO

后
集

十心腹疼痛；十一百节骨酸疼；十二败血似鸡肝；十三咳嗽寒热不定；十四胸胁气满呕逆；十五小便涩；十六舌干，鼻中血出，绕项生疮；十七腰疼如角弓；十八喉中如蝉声。以上症候，并宜服之。

乌金子（即大乌豆） 肉桂（去粗皮） 当归（去芦，酒洗烘干） 真蒲黄 木香 青皮（去白） 壮血余（烧存性） 赤芍药（炒） 皂荚（不蛀者烧存性） 紫葳（即凌霄花） 大蓟根 小蓟根 蚕蜕纸（新绵亦好烧存性） 棕毛（烧存性，以上各五钱） 干红花（一两） 川乌（一个，生用） 朱砂（少许，另研） 血结（少许，另研）

上十八味，除灰药另研外，共为细末，入另研药和匀。每服一钱，生姜汤或芍药当归汤，或凌霄花煎酒调下，甚者一夜三四服。忌鱼、鹅、猪、羊及一切生冷、油炙等物，取效甚速。

大黄膏

治症照后调引，随症消息加减，妙不可言。

用锦纹川大黄不拘多少，米泔水浸，经宿去粗皮，晒干为细末听用。外用陈米醋酌量多少熬待稠黏，渐入大黄末，不住手搅令极匀，以磁器贮之，纸糊封口，毋致蒸发。临时量病虚实轻重入在乌金散内服之，人壮病实者半弹丸，以下渐少。或以膏子丸如龙眼大一样，茨实大一样，皂子大一样，阴干磁器密收，看病大小用一丸与病人，嚼破以乌金散送下。

产后内热，恶露作痛，俗名儿枕痛，及大便不利秘结者，并用四物汤浸化一丸服。

发寒热如疟或内热者，煎小柴胡汤浸化一大丸服之，未效再服，并不恶心。

口中吐醋水、面目浮肿、两胁疼痛、举动失力者，温酒下。

产后两太阳痛、呵欠心忪气短、肢体羸瘦、不思饮食、血风身热、手足顽麻、百节疼痛，米汤下。

产后眼前黑暗、血晕血热、口渴烦闷、狂言如见鬼神、不省人事，浓煎薄荷汤下或童便各半下亦可。

产后面垢颜赤、五心烦热或结成血块，脐腹奔痛、时发寒热、有冷汗者，童便、酒各半下或薄荷汤亦可。

产后血余恶露不尽，结滞腹脐刺痛，恶物上冲，心胸满闷，童便、酒各半下。

产后未经盈月，血气不通，咳嗽，四肢无力、临睡自汗不止、月水不调，久而不治则为骨蒸瘵疾，童便、酒各半下。

产后鼻衄，口干舌黑，童便酒下。

产后大小便不通，烦躁口苦者，薄荷自然汁下。如无，浓煎薄荷汤下。

养生类要
读经典 学养生

YANG
SHENG
LEI
YAO

后集

养生类要

读经典 学养生

YANG
SHENG
LEI
YAO

后集

产后赤白痢疾，陈米汤下。

产后漏血水，枣汤下。

产后赤白带，胶艾汤下。

血崩漏下，糯米汤下。

勒奶痛或成痈水，捣膏敷乳上，一宿自瘥。

🥣 抑肝散

治寡居独阴妇人，恶寒发热，全类疟者，久不愈即成瘵疾①。

柴胡（二钱半） 赤芍药 牡丹皮（去心，各一钱半） 青皮（炒，二钱） 当归（五分）生地黄（五分） 地骨皮（一钱） 香附（童便炒，一钱） 川芎（七分） 连翘（五分） 山栀仁（炒，一钱） 甘草（三分） 神曲（炒，八分）

上用水煎，空心服。渣再煎，下午服。夜服交感丹一丸，方见秋类。此二方累试累效。

🉑 注

①瘵疾：即痨病。

治妇人生下孩儿，但不能发声，谓之梦生。世俗多不知救，深为可悯。今后有此，切不可断脐带，将胞衣用火炙，令暖气入儿腹内。却取猫一只，用青袋包裹其头足，使一伶俐妇人拿住猫头向儿耳边，以口着力咬破猫耳，猫必

216

大叫一声，儿即省，开口发声，遂得生矣。又法：儿因难产或逆产下不哭，微有气者，即以本父母真气度之亦活。二法皆经验。

养生类要

读经典学养生

YANG
SHENG
LEI
YAO

后集

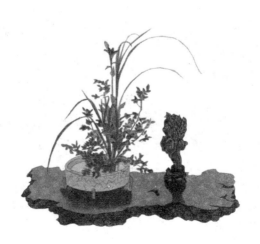

慈幼类

治惊风①方法

凡小儿急惊，属肝木风痰有余之症，治宜平肝镇心，驱风消痰，降火清内热。慢惊属脾土不足，因吐泻久虚，元气不固，或大病后元气不足，宜补中兼疏利。世俗以一药通治二症者甚妄。

注

①惊风：中医病名。是小儿时期常见的一种急重病证，以临床出现抽搐、昏迷为主要特征。又称"惊厥"，俗名"抽风"。

急惊神方

牛胆南星（四钱半）　全蝎（二钱）　荆芥穗　防风（去芦）　僵蚕（炒）　天竺黄（各三钱）辰砂（天葵草伏过，一钱六分，另研）　琥珀　牛黄（另研）　蝉蜕　木香（各一钱五分）

上为末，山药打糊为丸，如龙眼大，朱砂为衣，每服一丸，姜汤化下。此吉水邓小儿家传，极效。

又方：治急惊。

车前子（三钱）　轻粉（一钱）　麝香（二分，另研）　片脑（一分半，另研）　牛黄（一钱，另研）

全蝎（十四个）　天麻（二钱）　牛胆南星（二钱）
白附子（一钱）　朱砂（三钱，另研）　青袋（三钱）
珍珠（一钱，另研）　男儿乳（一盏）　生人血
（二匙）

上为末，各研和匀，粟米糊为丸，如黄豆大，朱砂为衣，每服一丸，荆芥薄荷汤磨下。先用半丸研细吹入鼻中，外用石脑、姜蚕去嘴调涂人中立效。

慢惊①秘方

急惊日久不止亦可用。

人参　白茯神（去皮心）　琥珀　姜蚕（炒）
全蝎　防风（去芦）　牛胆南星　白附子（生用）
蝉蜕（去土）　蕲蛇肉（各二钱）　辰砂（一钱，另研）　麝香（二分）

上为末，炼蜜为丸，黄豆大，朱砂为衣，每服一丸，菖蒲汤化下，急惊薄荷汤化下。此二方乃芜湖夏小儿世传，极效。

注

①慢惊：多见于大病久病之后，气血阴阳俱伤；或因急惊未愈，正虚邪恋，虚风内动；或先天不足，后天失调，脾肾两虚，筋脉失养，风邪入络。

慢惊神效方

人参（一两）　姜蚕（炒，三钱）　全蝎（二钱）　生人血（二匙）　辰砂（二钱，另研为衣）

上为末，用麻黄一两，甘草一两熬膏为丸，如樱桃大，朱砂为衣，每服一丸，南枣煎汤化下（此邵伯仲小儿方，累用累效）。

秘传牛黄清心丸

治小儿惊风，大人中风、中痰、中气，一切风痰之症。

天麻（四两）　防风（二两，去芦）　牛胆南星（二两半）　姜蚕（炒）　全蝎（各二两半）白附子（生用）　干天罗（即丝瓜，五钱）　川乌（五钱）　远志（去心，二两）　穿山甲（蛤粉炒，三两）蝉蜕（二两，去土）　蒿虫（不拘多少）　辰砂（天葵煮，一两）　雄黄（一两，二味另研）　犀角（镑细，五钱）　蜈蚣（三钱）　蟾酥（五分，另研）　沉香（三钱）　细辛（五钱）　龙齿（五钱）　琥珀（二钱，另研）　珍珠（三钱，另研）天竺黄（三钱）　蛤蚧（一对）　金银箔（各十帖）

上药各制净为末，外用荆芥一斤，麻黄一斤，木通一斤，皂角半斤，甘草四两，苍耳子四两，六味熬膏入真酥合油，和蜜为丸，芡实大，金银箔为衣，蜡封随症调引用。

养生类要

读经典 学养生

YANG
SHENG
LEI
YAO

后集

🥄 回生锭

治慢惊圣药，一锭即有起死回生之功，顷刻见效，故名为回生锭，真海上仙方也。若急惊亦效。

人参（五钱）　白术（一两）　真赤石脂（煅，五钱净，假的不效）　山药（一两）　甘草　辰砂（各三钱）　桔梗（一两）　白茯苓（去皮，一两）　滴乳香（二钱，另研）　麝香（一钱，另研）　牛胆南星（五钱）　礞石（煅金色，三钱）　牛黄（一钱，另研）　金箔（十片，为衣）

上为末，五月五日午时取粽捣匀，印作锭子，金箔为衣，阴干，每服大人五分，小儿二分，薄荷汤下。

🥄 秘方黑神丸

治急惊风，垂死者一服可即活。

腻粉　香墨　白面（各二钱）　芦荟（一钱八分）　牛黄（另研）　青黛（飞净）　使君肉（去壳净，各一钱）　辰砂（一钱半，另研）　麝香（五分，另研）　冰片（二分，另研）　金箔（十片）

上为末，面糊为丸黄豆大，金箔为衣。每服一丸，薄荷汤下。

🥄 治急慢惊风海上方

用五月五日午时取白头蚯蚓，不拘多少，

221

养生类要

读经典 学养生

养生类要

YANG
SHENG
LEI
YAO

后集

去泥焙干为末，加辰砂等分和匀，糯米糊为丸，绿豆大，金箔为衣，每服一丸，白汤下。取蚯蚓时，先以刀截为两段，看其断时，跌快者治急惊，跌慢者治慢惊，作二处修合极效。

仙传救急惊神方

并治大人中风，中痰，一服立效。不许受谢并食病家茶、酒，犯者不效。

用生白石膏研末十两，辰砂研末五钱，二味和匀。每服大人三钱，小儿一岁至三岁一钱，四岁至七岁一钱五分，八岁至十二岁二钱，十三至十六岁二钱五分。用生姜蜜调下，立效。

按：此二方价不贵，而功极速，累用累效。

千金肥儿丸

小儿疳症，因脾家有积，脾土虚而肝木乘之所致。积久不散，复伤生冷、厚味，故作疳症，肚大筋青，潮热咳嗽，胸前骨露。治法调脾胃，养血气为主，其次消积杀虫，散疳热。

白术（半斤）　真茅山苍术（半斤）　陈皮（一斤，不去白）　厚朴（一斤，用干姜半斤，水拌令润透，同炸干，去姜不用）　甘草（一斤，炙为末用，留一半为衣）　癞蛤蟆（十只，蒸熟焙干为末）　川黄连（一斤，用苦参四两，好烧酒一斤，二味拌盒一时，焙干去参） **禹余粮**（煅，一斤，如无以蛇含石代） **神曲**（一斤，炒） **牡蛎**（煅七次，童便淬七次，净一斤） **青蒿**（一斤，童便制为末） **山楂**（去核，一斤） **鳖甲**（醋炙，一斤） **胡黄连**（半斤） **芦荟**（四两） **使君子**（去壳，净肉四两） **夜明砂**（淘净，四两） **鹤虱**（不拘多少）

上前药各制净为末，外用小红枣五斤，去皮核，黄芪三斤，当归一斤熬膏，入面一斤，打和作糊为丸如绿豆大。以前甘草末半斤擂丸，小茴香末各四两为衣，每服八岁以下五十丸，九岁以上七十丸，食前清米汤送下。累用神效。

消疳饼

专治诸疳积，累试极验，儿又肯用。

夏月取赖蛤蟆百余只，端午前后取的更佳，去头、足、肠、肚、皮、骨另放一处。先将肉香油煎熟，与儿吃。再将皮、骨、肠、肚以钵头盛放烈日中，上用稀筛盖之，任苍蝇攻钻生蛆，待蛆食骨上肉尽，然后取蛆洗净炒干，用重纸包，灰火内煨焦存性，为末。每末一两加入后药。

胡黄连（二两） **山楂肉**（去子净，四两） **真芦荟**（二两） **砂仁**（二两） **青皮**（去白麸炒，一两） **芜荑**（一两） **槟榔**（二两） **蒿心末**（一两） **西涯木香**（五钱）

养生类要

读经典 学养生

养生类要

YANG
SHENG
LEI
YAO

上为末，除渣净一斤，外用陈麦面十斤，沙糖二斤，饴糖一斤，将药面、糖和匀，如金花饼法。造成饼子一两重一个，每日空心食一个，米汤下。能消疳磨积如神，小儿日逐用之极妙。

治小儿吐泻，由寒热不匀，内伤脾胃所致。泄泻、痢疾，亦由湿热积滞而成。治宜消积理脾为要，后二方主之。

加减钱氏白术散

治吐泻极效。

人参（五分）　白术（八分）　白茯苓（六分）　甘草（二分）　陈皮（六分）　半夏（七分）藿香　砂仁　干姜（各五分）

上用水一钟，煎六分，入姜汁一匙，和匀服。

香橘饼

治小儿疳积下痢，并久泻不止或冷热不调，赤白脓血相杂，小腹疼痛或禁口不食，里急后重，日夜无度，经久不瘥，致脾虚脱肛不收，并宜服之。

陈皮(去白)　青皮(去穰麸炒)　厚朴(姜制)青木香　山楂肉(去核净)　神曲(炒)　麦芽(炒)白术（炒，各四两）　　三棱（醋炒，二两）　　莪术（醋炒，一两）　香附（炒）　砂仁（炒）　甘

草（炙）　人参（滋润有润者去芦，各二两）　木香（不见火，五钱）

上为极细末，炼蜜和匀印作锭子。每饼湿时重二钱，阴干，每服一饼，空心米汤化下，立效。大人亦可用。

🥣 白术助胃丹

治小儿吐泻，大能和脾胃，进饮食，化滞磨积。

人参（六钱）　白术（一两五钱，陈土炒）白茯苓（去皮，一两）　甘草（炙，五钱）　白豆蔻（大者去壳，十五粒）　砂仁（大者，四十粒炒）　肉豆蔻（中大四个，鸡蛋清炒）　木香（二钱）　山药（姜汁炒，一两）

上为极细末，炼蜜丸如皂子大，每服一丸，空心米汤化下。

若小儿食伤，宜服此方消导之。

白术（一钱）　陈皮（七分）　麦芽（一钱）厚朴（六分）　甘草（四分）　枳实（六分）

伤乳及粥、饭、米、面加神曲(真炒香)一钱，半夏六分，更增麦芽五分。

若伤鱼、肉、果子等食，加山楂一钱炒，砂仁五分，黄连三分，草果三分。

伤生冷之物，腹痛或泄泻清冷色白加砂仁、山楂、神曲各八分，煨木香四分，干姜炒紫黑

225

养生类要

读经典 学养生

养生类要

YANG
SHENG
LEI
YAO

后集

三分。

伤辛热饮食或伤食停积日久。食郁作热。呕吐酸水或大便积痢不快，或黄黑色，此有热也。加姜炒黄连七分，山楂、川芎各五分，木香二分。

寻常稍小伤食，不必服药，只用麦芽入姜二片，煎汤饮之。

上药用姜二片，水一钟，煎六分，食前服。

若饮食伤脾胃，食积在内作热，见于肌表。或潮热往来，只宜理中而表热自除，不可解表。宜用前方加山楂、白芍药、升麻、干葛各八分，生甘草二分，炙甘草二分，黄连五分，以消食积之热。表热未除亦宜，加以除脾胃之热。热壮盛脉有力者，更加煅石膏一钱，此皆太阴、阳明二经药也。

治小儿服前消导药，积去后泄泻不止，服此方调补脾胃止泻。

白术（一钱二分）　白茯苓（一钱）　白芍药（一钱酒炒）　木香（煨）　甘草（炙）　肉豆蔻（各四分）　黄连（姜炒）　神曲（姜炒）陈皮（各六分）　干姜（炒，半黑，二分半）

上用姜二片煎，食前温服。

泄泻止后，调理以复脾胃之气，本方去干姜、神曲、肉果，加人参六分，黄芪三分，服二贴愈。

过服解表止泻痢，致损脾胃中血气，本方

养生类要

读经典 学养生

YANG
SHENG
LEI
YAO

后集

去肉果、木香、干姜、神曲、黄连，加山楂三分，当归四分，半夏姜制八分，麦门冬六分，川芎二分。

此皆平和之剂，故可常服调理，以复胃气，虽大人亦可服也。

磨积锭治小儿一切积滞。

白术（陈土炒，二两）　陈皮（二两）　厚朴（姜炒，一两）　槟榔（一两）　枳实（麸炒，一两）三棱　莪术（二味醋炒，各一两半）　使君子（去壳净，一两七钱）　半夏曲（一两）山楂（去核）神曲（炒，各二两）　阿魏（真者，一两）　黑牵牛（头末，一两，半生半炒）　巴豆霜（三钱，另研）　木香（三钱）　硇砂（一钱，洗去砂土）苍术（麸炒，一两）　甘草（一两）

上为末，神曲一半，麦芽面一半，打糊为块，捣千余下，印作锭子，每锭湿重二钱，阴干约一钱。每服八岁以上一锭，七岁以下半锭，空心滚白汤磨下。微利一二次不妨，无积不可服。

惺惺散

变蒸①一症，乃小儿蒸皮长骨，变幻精神，不须服药。其有兼伤风寒，咳嗽痰涎，鼻塞声重，蒸蒸发热，宜服此方。

人参　白术　白茯苓　甘草（炙）　白芍药（炒）　天花粉　桔梗（各五钱）　细辛　薄

227

荷叶（各二钱五分）

　　上为粗末，每服三钱，水四盏，煎二盏，服不拘时候。

注

①变蒸：是古代医家用来解释婴幼儿生长发育规律的一种学说。该学说首见于西晋王叔和的《脉经·平小儿杂病证第九》："小儿是其日数应变蒸之时，身热脉乱，汗不出，不欲食，食辄吐见者，脉乱无苦也"。

治淋症及斑疹

　　初因外感不解，热蕴于内而成。宜用葛根汤以解散痘疮，初觉发热亦宜用之，若见标则不宜用也。方见春类。

消毒饮

　　治斑疹热甚。紫黑者，或痘未出时亦宜服。

　　牛蒡子（一名鼠粘子，炒研，三钱）　荆芥（去根，一钱）　连翘（一钱）　防风（去芦）　甘草（生，各五分）　犀角（二分，另磨入）

　　上作一服，水煎热服。

治痘三法

　　按《博爱心鉴》治痘症立逆、顺、险三法，极其详明，而效验亦神。谨按其法之大概，以所宜用之，方随变症加减，详于三法之下，以广其幼幼之仁也。

顺者，一二日间初出之象如粟，于口鼻腮耳、年寿之间，先发三五点，淡红润色者，吉之兆也。气得其正，血得其行，其毒浅而轻，不得妄行，所以不须服药。如七八日内贯浆之时，略服保元汤一二贴，以助其气血也。

🥣 保元汤

人参（二钱）　黄芪（三钱）　甘草（一钱）加川芎（五分）　当归（七分）

引助血分。上用姜一片，水一钟，煎六分，食远温服。

逆者，初出于天庭、司空①、太阳、印堂、结喉、心胸方广之处。先发者，逆形如蚕种，柴黑干枯，气涩血滞，致毒深妄参阳位，难当其势也。以前保元汤内用，人参一钱，黄芩、甘草各一钱，加白芍药一钱，牛蒡子、黄芩、黄连、玄参、丝瓜灰、当归、川芎、连翘各五分，陈皮、官桂各三分，防风、羌活、荆芥、前胡各四分，姜三片，葱一根煎服。一以解毒，一以助气血，取汗以泄其毒。开其滞涩，或幡然如云雾之散，而白日出见，此一救而可得生者十中二三，七八日内病势沉重，色白毒深，又用保元汤加大黄、芒硝、枳实（炒）、厚朴、川芎、当归，水煎服，大下之。下后而身温再出红润，此则十中可活一二，乃起死回生之妙也。

险者，初出圆晕成形，干红少润。其一二日间出现者，毒尚浅，气血未离可治，以俟其气血交会也，以保元汤加桂三分，兼活血匀气之剂。如毒若盛，兼解毒之药。

注

①司空：在中间偏下方额部，天庭下约2厘米。

🥣 加味保元汤

人参　黄芪　甘草　白芍药（各一钱）当归（六分，活血）　陈皮（六分，匀气）　白术（补中，六分）　牛蒡子（七分）　连翘　玄参（各六分，解毒）

上用水一钟，煎七分温服。入少酒尤验。一云四肢出不快者，加防风五分，八九日以此方加减服，以助其气血贯浆。十三四日内，以保元汤加白术、白茯苓、陈皮、山楂以助结痂。如渴用参苓白术散，方见夏类。如毒热不解用后方。

🥣 牛蒡子散

牛蒡子（一钱）　连翘　黄连　玄参（各七分）甘草（生）　荆芥　防风（各五分）　紫草（五分）

犀角（锉末，三分入药）　　川芎　当归　赤芍药
生地黄（各六分）

　　上用水一钟，煎七分服，以解其热毒即安。

　　大法保元汤、四物汤、四君子汤，皆当随气血盛衰参用。毒盛则下之，毒少则解散之，寒则温之，热则清之，全在活法，治之可保无虞。古方木香、异功等散多燥热，非真寒症不可轻用，慎之！慎之！

🗳 神功消毒保婴丹

　　凡小儿未出痘疮者，每遇春分、秋分，日服一丸，其痘毒即渐消化。若只服一二次者，只得减少；若服三年六次，其毒尽能消化，必保无虞。此方神秘，本不欲轻传，但慈幼之心自不能已，愿与四方好生君子共之。

　　缠豆藤（一两五钱，其藤八月收取，毛豆桔上缠绕细红线藤就是，采取阴干，此味为主。妙在此味药上）　黑豆（三十粒）　赤豆（七十粒）
山楂肉（一两）　新升麻（七钱五分）　荆芥（五钱）
防风（五钱）　生地黄　川独活　甘草　当归（各五钱）　连翘（七钱五分）　黄连　赤芍药　桔梗（各五钱）　牛蒡子（一两）　辰砂（另研，甘草同煮过，去甘草，一两五钱）　苦丝瓜（一个，各长五寸，隔年经霜者妙，烧灰存性）

　　上各为极细末，砂糖拌匀，共捣千余下，

读经典 学养生

养生类要

YANG
SHENG
LEI
YAO

后集

丸如李核大。每服一丸，浓煎甘草汤化下，其前项药预辨精料，遇春分、秋分或正月十五，或七月十五日修合，务在虔诚。忌妇人、鸡、猫、犬、孝子见合。药须于净室，焚香向太阳祝药，云：神仙真，药体合自然，婴儿吞服，天地齐年。吾奉太上老君急急如律令，敕。一气七遍。

治小儿初生七日，内急患脐风^①撮口^②，百无一活，父母坐视其死而不能救，良可怜哉！一秘法极有神验，世罕知之。凡儿患此疾者，齿龈之上有小泡子如粟米状，急以温水蘸青软帛或绵裹手指轻轻擦破，即开口便安，不须服药，神效不误。

①脐风：即新生儿破伤风。
②撮口：中医学病证名。指口唇收缩撮起，不能吮乳。多见于初生小儿所患的脐风、惊风等病。

治撮口方

小儿断脐为风湿所乘，或尿在包裙之内，遂成脐风，面赤喘急。啼声不出，名曰撮口，此方治之。

赤脚金头蜈蚣（一条）　蝎梢（四尾）　姜蚕（七枚）　瞿麦（五分）

上为细末，先将鹅管吹药一分入鼻内，使嚏啼哭为可医，后用薄荷汤调服三五分，立效。

读经典学养生

养生类要

YANG
SHENG
LEI
YAO

后集

治小儿初生，大小便不通，腹胀欲绝者，急令妇人以热水漱口，吸咂儿前后心并脐下、两手足，共七处，每一处凡三五次，漱口吸咂取红赤色为度，须更自通，不尔无生。若遇此症，按法治之，可得再生也。

🥣 天一丸

治小儿百病，随症调引。

灯心（用净一斤，以米粉浆水洗，晒干研末，入水沉之，浮者取用，再晒干二两五钱，沉者不用）
赤白茯苓　茯神（去皮心净，各二两，共六两）
滑石（牡丹皮二两同煮半日，去丹皮晒干，净六两）
泽泻（五两，去毛，净要白者）　猪苓（去黑皮，五两）

上药五味为细末，外用人参六两，白术六两，甘草四两，熬膏为丸，如龙眼大，朱砂为衣贴金箔。每服一丸，照病调引用，大抵小儿之生，本天一生水之妙。凡治小儿病，以水道通利为捷径也。

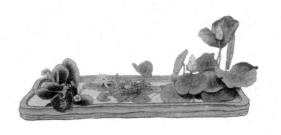

养生类要

读经典 学养生

养生类要

YANG
SHENG
LEI
YAO

后集

养老类

却病延寿丹

年高老人，但觉小水短少，即是病进，宜服此方。

人参（一钱）　白术（一钱）　牛膝（一钱）白芍药（一钱）　白茯苓（一钱）　陈皮（一钱）山楂肉（去核，一钱）　当归（五分）　小甘草（五分）

上用姜二片，水煎空心服。

春加川芎七分，夏秋加黄芩、麦门冬各一钱，冬加干姜二分，倍当归，服至小水长止药。如短少又服，此丹溪养母方也。为人子者，不可不知此。或用糊丸如梧桐子大，每服七八十丸，空心食远清米汤下。

三子养亲汤

老人形衰，苦于痰喘咳嗽，气急胸满，艰食，不可妄投荡涤峻利之药，反耗真气。予因三人求治，其亲静中精思以成此方，随试随效。盖三子者，出自老圃，性度和平芬畅，善佐饮食，善养脾胃，使人亲有勿药之喜，故仁者取焉。

紫苏子（主气喘咳嗽，用紫色真正年久者佳）萝卜子（主痞闷兼理气，用白种者）　白芥子（消痰下气宽中，白者佳，紫色不用）

上各洗净去砂土晒干，纸上微炒研细，看何经病多，以所主为君，余次之。每剂不过三钱，用生绢或细布小袋盛之煮汤，可随甘旨饮啜，亦不拘时，勿煎太过，令味苦辣。口若大便素实，入熟蜜一匙；冬寒，加姜一片尤妙。

加味地黄丸

治老人阴虚，筋骨痿弱无力，面无光泽，或黯惨，食少痰多，或嗽或喘，或便溺数涩，阳痿，足膝无力，形体瘦弱。多因肾气久虚，憔悴寝汗，发热作渴。

怀熟地黄（酒蒸，四两）　山茱萸（去核净，二两）　山药（姜汁炒，二两）　牡丹皮（去木，一两半）　益智仁（去壳盐水炒，一两，古方泽泻）五味子（去梗，一两）　麦门冬（去心，一两）

上为末，炼蜜为丸如梧桐子大，每服七八十丸，空心盐汤下。

夏月不用盐。

腰痛加鹿茸、当归、木瓜、续断各一两。

消渴去茯神，倍用麦门冬、五味子。

老人下元，冷胞转不得，小便膨急切痛四五日，困笃垂死者，用泽泻二两，去益智仁。

诸淋数起不通，倍用茯苓、泽泻，益智减半。

脚气痛连腰胯，加牛膝、木瓜各一两。

夜多小便，依本方，茯苓减半。

235

养生类要

读经典 学养生

养生类要

YANG
SHENG
LEI
YAO

后集

虚壅牙齿疼痛，浮而不能嚼物，并耳聩[1]及鸣，并去麦门冬，加附子（炮）、桂心（净）各一两。

耳聋或作波涛钟鼓之声，用全蝎四十九枚炒微黄色为末，每服三钱，温酒调送一百丸，空心服。

注

①耳聩：即耳聋。

🥣 加味搜风顺气丸

老人常服，润利脏腑，永无瘫痪，痰火之病极效。方见冬类。

🥣 固本酒

老人常服，补脾清肺养心益肾，大补阴血。

人参（一两）　甘州枸杞（一两）　天门冬（去心，一两）　麦门冬（去心，一两）　怀生地黄（一两）　怀熟地黄（一两）

上好烧酒十二斤浸，春秋半月，夏七，冬二十一日，密封固瓶口待，浸日完取出，绞去渣每日空心食远各饮二盏。其渣再用白酒十斤煮熟，去渣，每日随意用之。

养生类要

读经典 学养生

YANG
SHENG
LEI
YAO

后集

菖蒲酒

通血脉，调荣卫，聪耳明目。久服气力倍常，行及奔马，发白返黑，齿落更生，延年益寿，心与神通，昼夜有光。

用五月五日，六月六日，七月七日，取菖蒲不拘多少，捣烂绞取清汁五斗，糯米五斗蒸熟，入细酒曲五斤（南方只用三斤），捣碎拌匀如造酒法。下缸密盖三七日，榨起新坛盛，泥封固，每次温服二三杯，极妙。

菊花酒

清心明目，养血疏风。

用家菊花（五斤）　生地黄（怀庆者，五斤）地骨皮（去土并木净，五斤）

上三味捣碎，一处用水一石，煮取净汁五斗，次用糯米五斗，炊饭细面曲五斤，拌令匀，入瓮内密封三七日，候熟澄清去渣，另用小瓶盛贮，每服二三杯，不拘时候。

冬青子酒

用冬至日采冬青子一斗五升，糯米三斗，拌匀蒸熟，以酒曲造成酒，去渣煮熟，随意饮五七杯，不拘时。能清心明目，乌须黑发，延年益寿，却百病，消痰火。

237

读经典 学养生

养生类要

YANG
SHENG
LEI
YAO

后集

🥣 紫苏子酒

调中益五脏，下气补虚，润心肺，消痰顺气。

用大羊脊髓一条，透肥者捣碎，用青粱米四合，淘净以水五升，煮取汁二升，下米煮作粥，入五味和匀，空心食之，常用极有补益。

🥣 鸡头实粥

老人常用，益精强肾，聪耳明目。

用鸡头实不拘多少，去壳净粉三合，粳米三合，照常煮粥，空心食之。

🥣 薏苡仁粥

治老人脾胃虚弱，常用疏风湿，壮筋骨。

用薏苡仁四两，粳米三合，照常煮粥，不拘时用。

🥣 莲肉粥

老人常用，补脾胃，养心肾。

用莲肉三两（去皮心净），糯米二合，晚米三合，和匀，作二次煮粥，空心食之。

🥣 法制猪肚方

补老人脾胃不足，虚羸乏力。

猪肚（一具，洗净）　人参（五钱）　干姜（一钱，泡）　川椒（一钱，炒出汗，去目开口者）

葱白（五茎，去须叶） 粳米（五合）

上药研为末，以米合和相得，入猪肚内缝合，勿令泄气，以水五升，用砂锅内慢火煮令极烂，空心服之，次饮酒三五杯。

牛髓膏

用熟牛胻骨内髓四两，核桃仁去皮二两，上二味和搐成膏，空心食入，少盐，大能补肾消痰，极效。

开胃炒面方

歌曰：二两白盐四两姜，五斤炒面二茴香，半斤杏仁和面炒，一两甘草蜜炙黄，枸杞子、胡桃穰各半斤，芝麻等分最为良，驻颜和血延寿箄，补药之中第一方。

上各研末和匀，不拘时，白沸汤点服。

又方：治老人脾虚，或大病后胃口虚弱怯食。

用糯米五升浸一昼夜，周时淋干，入锅内慢火炒令香，燥不可焦。外用花椒炒出汗，去目及闭口者净二两，薏苡仁一斤，莲肉一斤去皮心，各炒黄熟，共和为末。再用白糖二斤和匀，磁罐密贮。每日清晨用一白盏沸汤调服，善能补胃进食。

古今医家言方者众矣，失之多者则杂而不

养生类要

读经典 学养生

YANG
SHENG
LEI
YAO

后集

精，失之寡者则漏而不全。观者不能无遗恨也。子于暇日纵观群书，搜辑预养之良法、已验之名方，参以己意，分四时南北之异，轻重缓急之宜，别为二册，名曰《养生类要》，命之梓人，传布四方。或病将发，防于未形；或病卒生，寻医不偶，循而行之未必不为无助也。若曰道在是则，伦岂敢谨告。

①梓人：指印刷业的刻版工人。梓，木头雕刻成印刷用的木板。

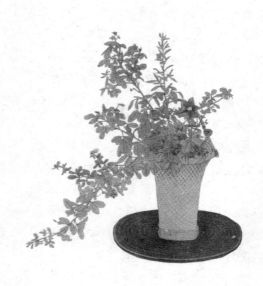

跋

养生类要

读经典学养生

YANG
SHENG
LEI
YAO

跋

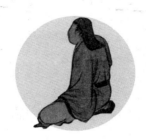

　　医之为道，古来有言也。言自轩歧始未有方也。方自仲景始，方出而道滋弊焉①。然非方之能弊道也。言之或能尽令乎道，病之不能尽合乎方，泥而庸之，道其不滋弊耶？吾侄子惧弊道而讹人也，搜辑于见闻之真，忧疑于心思之极，察其风土，辨其气候，审其年数，论其方之可传者，定为司南，以不用之者存乎通焉，其用心亦良矣。余既板定②，漫言于简末，人也幸无俾吾侄子之踵，其弊尤哉。

　　嘉靖甲子春王③正月哉生明④新安左竹山子吴敖谨跋

　　　万历戊子冬十一月木石山房重刊

读经典 学养生

养生 类 要

YANG
SHENG
LEI
YAO

注

①方出而道滋弊焉：因方剂的增加而对医道的解读生出误解。

②余既板定：其他内容已经确定。

③王：通"旺"。

④哉生明：指农历每月初三日或二日。此时月亮开始有光。哉，始也。

跋

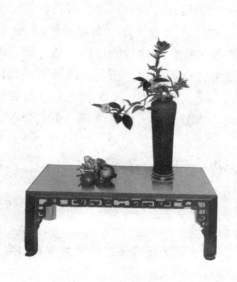